Simone Munsch

Das Leben verschlingen?

Simone Munsch

Das Leben verschlingen?

Hilfe für Betroffene mit Binge Eating Disorder
(Essanfällen) und deren Angehörige

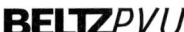

Anschrift der Autorin:
PD Dr. Simone Munsch
Psychologin und Psychotherapeutin FSP
Fakultät für Psychologie
Abteilung für Klinische Psychologie und Psychotherapie
Missionsstraße 62a
CH-4055 Basel
Tel. 0041(0)61/267 06 57
E-Mail: simone.munsch@unibas.ch

1. Auflage 2007

© Beltz Verlag, Weinheim, Basel 2007
Programm PVU, Psychologie Verlags Union
http://www.beltz.de

Lektorat: Barbara Imgrund, Monika Radecki
Herstellung: Anja Renz
Illustrationen: Christian BOB Born, Freiburg
Umschlaggestaltung: Federico Luci, Köln
Umschlagbild: Getty Images, München
Satz und Bindung: Druckhaus „Thomas Müntzer", Bad Langensalza
Druck: Druck Partner Rübelmann, Hemsbach

Printed in Germany

ISBN 978-3-621-27475-3   ND-1-07-08

Inhalt

Vorwort

Wir leben in einer Zeit, die hektisch und schnelllebig ist. Im Berufsalltag und nicht selten auch im Privatleben hetzen wir von Termin zu Termin, versuchen unter Druck den Anforderungen gerecht zu werden, die man an uns stellt, und vergessen viel zu oft, einen Gang herunterzuschalten, innezuhalten und durchzuatmen.

Natürlich macht diese Lebensweise auch vor unseren Essgewohnheiten nicht Halt. Viele von uns nehmen sich nicht mehr die Zeit, die Arbeit zu den Mahlzeiten zu unterbrechen oder diese gemeinsam mit der Familie zu begehen. Gegessen wird zu hastig und zu ungesund, der Genuss kommt viel zu kurz. Oft genug sitzen auch Stress und aufgestaute Emotionen mit am Tisch und beeinflussen unser Essverhalten.

Ein Übriges tut der „Schönheitskult", dem unsere Gesellschaft huldigt. Viele Menschen sind angesichts der Hochglanzbilder aus den Medien mit ihrem eigenen Aussehen unzufrieden und glauben, nur ein schlanker Körper sei ein schöner Körper. Sie vergleichen das, was sie im Spiegel sehen, mit dem propagierten Idealbild, und erkennen schmerzlich ihre „Unvollkommenheit". Anstatt selbstbewusst ihre Individualität zu akzeptieren, entwickeln sie Schuldgefühle und ein negatives Bild von sich selbst und ihrem Körper.

Es nimmt daher nicht wunder, dass insbesondere Frauen von Essstörungen betroffen sind. Magersucht und Ess-Brech-Sucht bzw. ihre Fachbezeichnungen Anorexia und Bulimia nervosa sind uns als Diagnosen längst durch die Medien vertraut. Weniger bekannt allerdings ist die so genannte Essanfallsstörung oder Binge Eating Disorder. Dabei ist sie mindestens so häufig wie die Anorexia und Bulimia nervosa und bei Menschen, die zusätzlich unter Übergewicht leiden, deutlich häufiger anzutreffen, als man glaubt: Immer mehr Menschen, und zwar etwa ähnlich häufig Frauen und Männer, erleben Essanfälle, von denen sie regelrecht „überfallen" werden. Die Kontrolle entgleitet ihnen, sie sind den Anfällen hilflos ausgeliefert und stopfen ohne jegliches Hungergefühl wahllos alles in sich hinein – um erst dann aufhören zu können, wenn der Kühlschrank leer ist. Am Ende eines solchen Anfalls stehen Schamgefühle und Selbstvorwürfe wie auch die Ahnung, dass er sich bei nächster Gelegenheit wiederholen wird. Und dass es kein Entrinnen gibt.

Wenn Sie glauben, von dieser Essstörung betroffen zu sein, aber auch, wenn einer Ihrer Angehörigen darunter leiden könnte, will Ihnen dieses Buch vor allem eines mit auf den Weg geben: Es gibt sehr wohl ein Entrinnen. Essanfälle sind kein Schicksal, dem man sich wehrlos ergeben muss, sondern sie lassen sich behandeln. Die Betroffenen selbst sind es, die sich aus eigener Kraft oder mit therapeutischer Unterstützung aus dem Teufelskreis dieser Essstörung befreien können.

Haben Sie also den Mut und lesen Sie weiter. Schließlich haben Sie schon den wichtigsten Schritt getan, indem Sie dieses Buch zur Hand genommen haben. Sie sind auf dem richtigen Weg. Kehren Sie nicht um, sondern gehen Sie ihn weiter. Ich wünsche Ihnen viel Glück dabei!

Simone Munsch

1 Was kann das Buch? Hinweise für Betroffene, Angehörige und Therapeuten

1.1 Wie kann das Buch Betroffene unterstützen?

Viele Menschen, Frauen wie Männer, erleben Tage, an denen sie viel mehr essen, als sie eigentlich wollten, ohne dass sie noch hungrig waren. Sie erkennen sich selbst nicht mehr und kriegen einfach nicht genug. Bei den meisten kommt ein solches Verhalten jedoch nur sehr selten vor – das heißt, ihm liegt nichts zugrunde, was als Krankheit gelten könnte oder auf Dauer krank macht.

Bei bis zu einem Drittel der Menschen, die über regelmäßige Essanfälle berichten, lohnt es sich jedoch, genauer hinzuschauen. Neuere Forschungen zeigen, dass diese betroffenen Männer oder Frauen schamvoll unter einer Störung leiden, die man Binge Eating Disorder (Essanfallsstörung) nennt. Um diese Menschen soll es in diesem Buch gehen. Und obwohl sie es zunächst als peinlich empfinden mögen, sich mit diesem Thema auseinanderzusetzen: Es ist die Mühe wert. Denn bis zu 80 Prozent der Betroffenen kann dauerhaft geholfen werden.

Mut zur Selbsthilfe. Mit diesem Buch möchte ich Sie darüber informieren, was anfallsartiges Essen ist und wie Sie Essanfälle erkennen können. Weiter will ich Sie dabei unterstützen, Essanfälle schrittweise zu bewältigen. Es gehört Mut dazu, sich mit den eigenen Problemen auseinanderzusetzen, dessen bin ich mir bewusst. Aus diesem Grund gratuliere ich Ihnen zu der Entscheidung, dieses Buch in die Hand zu nehmen. Es ist ein erster und wichtiger Schritt zur Selbsthilfe und damit in die richtige Richtung.

Essanfälle und Übergewicht. Viele Menschen mit Essanfällen leiden ebenfalls unter Übergewicht. Aufgrund wissenschaftlicher Befunde wissen wir, dass zunächst die Essanfälle gut behandelt werden müssen, bevor eine Gewichtsreduktion sinnvoll ist. Somit ist es auch das Ziel dieses Buches, Sie vordringlich bei der Bewältigung von Essanfällen zu unterstützen. Sollten Sie anschließend eine Reduktion Ihres Körpergewichts anstreben, so informiert das Buch auch darüber, wie Sie eine geeignete Behandlungsart finden können, um Gewicht abzunehmen.

! Falls Sie sowohl unter Essanfällen als auch unter Übergewicht leiden, empfehle ich Ihnen, zuerst Ihre Essprobleme in Angriff zu nehmen. Danach können Sie, falls notwendig, die Reduktion Ihres Übergewichts anstreben.

Das Bewältigen von Essanfällen gelingt dann am besten, wenn Betroffene, Angehörige und Behandlungspersonen einander unterstützen. Aus diesem Grund ist dieses Buch auch dazu gedacht, Sie, Ihre Angehörigen und Behandlungspersonen über die Art, das Auftreten und die Behandlung von Essanfällen zu informieren.

Informationen sammeln. Das Buch, das vor Ihnen liegt, liefert keine einfachen Rezepte für die Bewältigung von Essanfällen – die gibt es nicht. Es möchte Sie dazu anregen, sich aktiv mit Ihren Essanfällen zu beschäftigen und Informationen zu den aktuellsten wissenschaftlichen Erkenntnissen über das Wesen, das Erkennen und die Behandlung von Essanfällen zu sammeln. Denn das Wissen über Schwierigkeiten ist oft die Grundlage für eine erfolgreiche Bewältigung. Ich habe versucht, dieses Wissen so zu vermitteln, dass Sie es direkt im Alltag anwenden können.

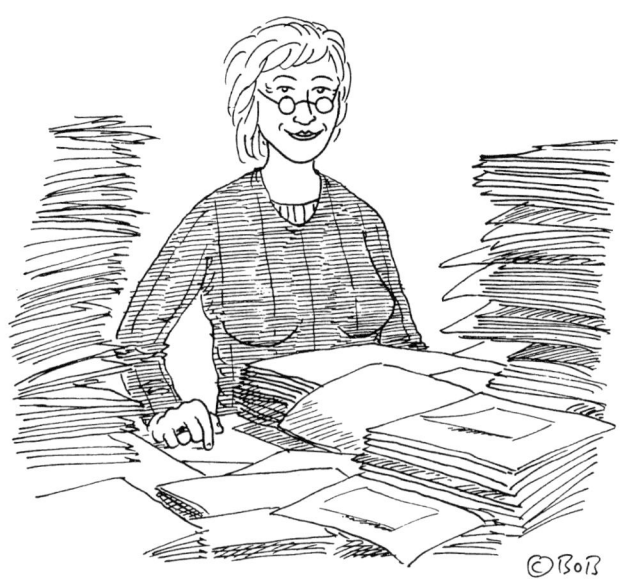

Weiter werden Ihnen Anregungen zur Bewältigung zur Verfügung gestellt, deren Wirksamkeit erprobt ist und mit denen andere Betroffene bereits gute Erfahrungen gemacht haben. Dieses Buch ist so aufgebaut, dass es Ihr ständiger Begleiter werden kann. Sie können einzelne Abschnitte lesen und sich später, wenn Sie über die ersten Erfahrungen verfügen, nochmals damit beschäftigen. Auch wenn die einzelnen Kapitel aufeinander aufbauen, ist es nicht zwingend nötig, das Buch in einem von vorn nach hinten durchzulesen.

Die einzelnen Kapitel in der Übersicht

Kapitel 2. Es beschäftigt sich mit dem Erscheinungsbild von Essanfällen. In diesem Kapitel finden Sie Informationen darüber, was Essanfälle sind, bei wem sie vorkommen und wann man von einer Binge Eating Disorder (BED) oder Essanfalls-

▶

störung spricht. Diese Informationen helfen Ihnen, zu beurteilen, ob bei Ihnen Essanfälle vorliegen und ob diese zur Erkrankung einer BED gehören. Zudem werden in diesem Kapitel Hinweise über die Häufigkeit von Essanfällen und der BED gegeben sowie Auslöser von Essanfällen besprochen.

Kapitel 3. Es beschäftigt sich mit den Gründen, weshalb eine BED entstehen kann, und erläutert den Verlauf der Erkrankung.

Kapitel 4. Es informiert über die Grundzüge einer wirksamen Behandlung sowie über deren Rahmenbedingungen.

Kapitel 5. Es thematisiert die Selbsthilfe: Was können Sie selbst ganz konkret dazu tun, Ihre Essanfälle zu bewältigen? Dabei liegt der Schwerpunkt darauf, die Auslöser solcher Essanfälle zu erkennen. Außerdem sollen Strategien erarbeitet werden, die für Sie ganz persönlich in Ihrer individuellen Situation geeignet sind.

Kapitel 6. Es enthält Informationen über andere Bereiche, die Betroffene mit Essanfällen oftmals beschäftigen. Es wird der Umgang mit dem eigenen Körper sowie der Einfluss der Gedanken auf das Verhalten thematisiert.

Kapitel 7. Es widmet sich dem Thema, wie Essanfälle langfristig bewältigt werden können. Es hilft Ihnen auch bei der Entscheidung, ob und wann Sie therapeutische Hilfe in Anspruch nehmen sollten.

Kapitel 8. Es beinhaltet Informationen über ein geeignetes Vorgehen, falls Sie im Anschluss an die Bewältigung von Essanfällen Gewicht reduzieren möchten.

Bevor Sie mit diesem Buch an der Bewältigung Ihrer Essanfälle zu arbeiten beginnen, möchte ich Ihnen folgende Ratschläge, die ich wichtig finde, mit auf den Weg geben:

▶ Das Umsetzen der Vorschläge aus diesem Buch erfordert Zeit und Anstrengung von Ihnen. Achten Sie auf sich und belohnen Sie sich für Ihre Anstrengungen – nicht nur für Erfolge!

▶ Verzweifeln Sie nicht, falls Sie trotz aller Bemühungen keinen schnellen Erfolg erzielen! Überprüfen Sie (auch mit Hilfe dieses Buchs), woran es liegt, und denken Sie darüber nach, ob dies der Zeitpunkt ist, sich von einer professionellen Fachkraft Unterstützung zu holen.

Und jetzt Sie: Überlegen Sie, ob Sie sich hier, jetzt und heute auf den Weg machen wollen, um Ihre Essprobleme in den Griff zu bekommen. Falls Sie sich dafür entscheiden, freue ich mich, Sie begleiten zu dürfen. Sie können das Buch aber auch zu einem späteren Zeitpunkt zur Hand nehmen. Es liegt ganz bei Ihnen.

Essstörungen – ein Frauenproblem?

Ganz und gar nicht! Wie ich bereits erwähnt habe, leiden etwa gleich viele Männer wie Frauen unter unkontrollierbaren, regelmäßigen Essanfällen. Die Auftretenshäufigkeit bei Männern wird meist deshalb unterschätzt, weil sich diese nur sehr selten zur Behandlung melden. Dafür gibt es viele Gründe: Manche männliche Betroffene erleben die Essanfälle als derart schamerfüllt, dass sie mit niemandem darüber sprechen wollen – und erst recht nicht mit einer Fachperson. Andere wissen nicht, an wen sie sich wenden sollen.

Mit diesem Buch möchten wir beide, weibliche und männliche Betroffene, gleichermaßen ansprechen und anleiten, ihre Probleme im Umgang mit dem Essen in die Hand zu nehmen. Vertrauen Sie darauf: Es gibt einen Ausweg!

1.2 Wie kann das Buch Angehörige unterstützen?

Nicht nur das persönliche Erleben, sondern auch die Beobachtung an anderen, dass Essen unkontrollierbar sein kann, ist belastend. Diesem Umstand soll in diesem Buch Rechnung getragen werden. Ich möchte Sie als Angehörige von Betroffenen dazu einladen, sich Wissen über das Auftreten von Essanfällen, die Gründe dafür sowie auch über die Möglichkeiten zur Bewältigung anzueignen.

> **!** Das Erleben von Essanfällen kann für Sie als Angehörige ebenfalls sehr belastend sein. In diesem Buch werde ich Sie deshalb immer wieder direkt auf Ihre Sichtweise ansprechen. Ich werde Ihre Schwierigkeiten im Umgang mit den Essproblemen thematisieren und auch die Möglichkeiten, Ihren betroffenen Angehörigen zu unterstützen.

Ich habe die Erfahrung gemacht, dass sich oftmals nicht nur die Betroffenen selbst, sondern auch ihre Angehörigen als hilflos im Umgang mit den Essanfällen erleben. Dies kann verständlicherweise zu Schwierigkeiten in der Partnerschaft, in der Familie oder in Freundschaften führen. Dem möchte dieses Buch gegensteuern und versuchen, auf Fragen einzugehen, die sich den Angehörigen immer wieder stellen:

▶ Was ist ein Essanfall und woran erkennt man ihn?
▶ Wann ist eine Behandlung nötig?
▶ Was sollte zuerst bekämpft werden: Übergewicht oder Essanfälle?

(Falls Sie diese Fragen interessieren, finden Sie entsprechende Informationen in Kapitel 2 und 3.)

▶ Wann sind Essanfälle behandlungsbedürftig?
▶ Wie sieht die Behandlung aus und was bedeutet sie für die Betroffenen und das Umfeld?

► Wie lange dauert es, bis Verbesserungen sichtbar sind?

► Was tun, wenn sich nichts ändert?

(Sofern Sie sich solche oder ähnliche Fragen stellen, möchte ich Ihnen das Lesen von Kapitel 4 bis 6 empfehlen.)

Angehörige entlasten. Viele Angehörige fühlen sich schuldig an der Erkrankung der Betroffenen. Dieses Buch möchte auch sie über den aktuellen Wissensstand zu den Ursachen von Essanfällen informieren. Was dieses Buch Ihnen als Erstes mitgeben will: Betroffene der Binge Eating Disorder sind nicht willensschwach, sondern haben ein Problem damit, Beginn und Ende der Nahrungsaufnahme zu kontrollieren. Bewerten und verurteilen Sie sie also bitte nicht.

! Angehörige sind nicht schuld am Auftreten von Essanfällen oder einer Binge Eating Disorder (BED). Sie können die Betroffenen dennoch tatkräftig dabei unterstützen, ihre Erkrankung zu bewältigen.

Falls Sie die Möglichkeit dazu haben, sollten Sie mit anderen Angehörigen über Ihre Eindrücke und Empfindungen sprechen. Bislang sind mir leider keine organisierten Angehörigengruppen bekannt, wie es sie für Familien, Partner oder Freunde von Menschen mit anderen psychischen Problemen und Störungen gibt. Lassen Sie sich davon aber nicht entmutigen, und achten Sie auch auf sich! Falls Sie das Gefühl haben, dass Sie Unterstützung benötigen, holen Sie sich professionelle therapeutische Hilfe.

! Sprechen Sie mit dem Betroffenen über seine Probleme. Bereits damit entlasten Sie ihn von Schuld- und Schamgefühlen.

1.3 Wie kann das Buch Therapeuten unterstützen?

Dieses Arbeitsbuch für Betroffene mit Essanfällen und BED sowie ihre Angehörige wurde in einigen Teilen direkt in Anlehnung an das Manual „Binge Eating. Kognitive Verhaltenstherapie bei Essanfällen" von Munsch (2003) entwickelt. Im vorliegenden Buch für Betroffene werden nicht alle Themen gleichermaßen ausführlich behandelt wie im erwähnten Behandlungsmanual. Der Schwerpunkt liegt aufgrund der Erfahrungen aus der klinischen Praxis sowie aufgrund der wissenschaftlichen Überprüfung des Behandlungskonzepts (Munsch et al., 2007) darauf, Essanfälle zu erkennen und zu verhindern.

Das vorliegende Buch ist so aufgebaut, dass es als unterstützende Anregung während der Therapie oder auch für sich allein, ohne zusätzliche Therapie, hilfreich sein kann. Therapeuten, die Betroffene auf ihrem Weg aus der Essanfallsstörung begleiten, können es ihren Klienten als zusätzliche Informationsquelle an die Hand geben.

1.4 Über die Autorin

Seit mehr als fünf Jahren beschäftige ich mich wissenschaftlich sowie in der ambulanten Behandlung mit Menschen mit Essstörungen, insbesondere solchen, die unter einer BED leiden. Zudem arbeite ich auch mit übergewichtigen Kindern und ihren Familien. Mein Arbeitsort ist die Fakultät der Psychologie, Abteilung Klinische Psychologie und Psychotherapie der Universität Basel. Dort habe ich die Möglichkeit, die praktische Arbeit mit Betroffenen mit der wissenschaftlichen Überprüfung der Behandlung zu verbinden. Ich habe eine Ausbildung als Verhaltenstherapeutin absolviert; dieser Behandlungsansatz hat mich geprägt, was sich auch in diesem Buch bemerkbar macht. Es geht mir darum, wirksame Hinweise für den Umgang von Problemen zu erarbeiten und zu vermitteln. Dabei spielt eine wichtige Rolle, die unmittelbaren Auslöser von unerwünschtem Verhalten zu erkennen.

> **!** Es ist mir ein Anliegen, mit diesem Buch Betroffenen über die Hürde der Scham- und Schuldgefühle zu helfen. Sie steht manchmal der Bewältigung von Essanfällen im Wege. Die Arbeit mit Betroffenen hat mich viel gelehrt. Beispielsweise das „Prinzip Hoffnung": Sie können sich selbst helfen – und sich helfen lassen!

Neben meiner beruflichen Tätigkeit bin ich Mutter von drei kleinen Kindern, die mich ein weiteres Prinzip lehren: das Prinzip der kleinen Schritte. Sie erinnern mich immer wieder daran, dass neues Verhalten nicht von einem Tag auf den anderen, sondern in „kleinen Schritten" beim tagtäglichen Üben entsteht. Also geben auch Sie sich die Zeit, die Sie eben brauchen – der eine mehr, der andere weniger –, und verlieren Sie nicht den Mut, wenn Sie auch einmal Rückschläge erleben müssen. Es gibt kein Patentrezept. Es gibt nur einen ersten Schritt. Und den haben Sie bereits getan, als Sie dieses Buch aufgeschlagen haben.

> **!** Von der BED (Essanfallsstörung) sind, wie bereits erwähnt, Frauen und Männer gleichermaßen betroffen, doch viel öfter als Männer entscheiden sich Frauen, Unterstützung von außen anzunehmen. Aus Gründen der Lesbarkeit habe ich allerdings beschlossen, nur die männliche Form zu nennen, wenn ich von Betroffenen, Angehörigen, Freunden usw. spreche.

2 Essen und Genießen – Überessen oder Essanfälle?

Was unterscheidet „normales" Essen und Genießen von Überessen und vom Erleben von Essanfällen? Als Betroffener und auch Angehöriger haben Sie sich vielleicht schon öfter diese Frage gestellt. Dieses Kapitel möchte Sie dabei unterstützen, mehr über Ihre Probleme oder die Schwierigkeiten Ihres betroffenen Angehörigen herauszufinden. Folgende Inhalte finden Sie in diesem Kapitel:

▶ Beschreibung von normalem Essverhalten, von Überessen sowie von Essanfällen;

▶ Hinweise dazu, wie sich normales Essen und Genuss von Überessen und einer Binge Eating Disorder (BED) unterscheidet;

▶ Informationen darüber, was Essanfälle auslöst;

▶ Angaben über die Häufigkeit von Essanfällen in der Bevölkerung;

▶ Informationen darüber, ob sich Essanfälle bei Männern anders präsentieren als bei Frauen;

▶ Hinweise darauf, wie sich eine Essanfallsstörung von anderen Essstörungen sowie von krankhaftem Übergewicht bzw. Adipositas unterscheidet.

2.1 Essen und Genießen

Das Bedürfnis nach Nahrung ist uns angeboren und bewegt uns von der ersten Minute unseres Lebens an. Essen stellt eine Verhaltensweise dar, die das Ziel hat, dem Körper die Energie zu liefer, die er braucht, um den Anforderungen des Alltags gewachsen zu sein. Darüber hinaus weist die Nahrungsaufnahme emotionale und soziale Aspekte auf: Wir essen gemeinsam mit anderen, um Beziehungen zu knüpfen und zu pflegen. Wir lassen es uns gut gehen und verwöhnen uns. Wir lernen, Essen nicht nur als Nahrungszufuhr zu sehen, sondern auch als Genuss.

Essen als Ersatz. Für viele Betroffene von Essanfällen ist es allerdings schwierig, diese Funktionen des Essens wahrzunehmen. Sie essen längst nicht mehr nur dann, wenn sie Hunger haben, oder aus Geselligkeit. Sie essen als Antwort auf Stress, Frust, Langeweile, Leere, aber auch als Antwort auf starke Gefühle wie zum Beispiel Freude. Das Essen ist dann losgelöst von seiner ursprünglichen Funktion, dem Körper Nahrung zuzuführen. Man kann es kaum noch kontrollieren.

2.2 Überessen

Die meisten Menschen haben sich schon einmal „überessen" – beispielsweise bei einer Firmenfeier, auf einem Fest oder zu Weihnachten. Sie kennen das sicher auch: Ein sechsgängiges Menü zu verzehren hat oftmals nichts mehr mit Hunger zu tun, manchmal nicht einmal mehr mit Genuss, sondern führt nur zu dem schuldbewussten Gefühl, sich überessen zu haben. Dabei ist es schwierig festzulegen, was „überessen" eigentlich bedeutet, denn die Grenze zwischen Essen, Genuss und Überessen ist von Mensch zu Mensch verschieden. Der Unterschied zwischen normalem Essen und Überessen besteht hauptsächlich darin, dass beim Überessen ohne jeden Hunger und über das Gefühl der Sättigung hinaus gegessen wird.

Und jetzt Sie: Legen Sie das Buch doch einmal für zwei Minuten beiseite und überlegen Sie: Kennen Sie für sich den Unterschied zwischen Essen und Überessen? Nehmen Sie bei anderen Menschen wahr, wenn sie sich überessen?

Regelmäßiges Überessen. Einmaliges Überessen bei einer besonderen Gelegenheit ist für die meisten Menschen kein Problem; sofern dies jedoch immer wieder vorkommt, kann es Leiden verursachen. Wenn man sich regelmäßig überisst, muss man sich fragen, was diesem Verhalten zugrunde liegt. Warum werden Sättigungsgefühle nicht wahrgenommen und warum ist man nicht in der Lage, rechtzeitig mit dem Essen aufzuhören – nämlich dann, wenn der Körper meldet, dass er genug Energie aufgenommen hat?

2.3 Essanfälle

Wussten Sie das? Essanfälle unterscheiden sich durch bestimmte Merkmale vom Überessen oder von „normalem" Essverhalten. Der wichtigste Unterschied zum Überessen besteht darin, dass bei einem Essanfall die Betroffenen den Eindruck haben, nicht kontrollieren zu können, was, wann und vor allem wie viel sie essen. Dieses Gefühl der *Unkontrollierbarkeit* ist für sie sehr belastend und führt im Anschluss an einen Essanfall auch dazu, dass Schuld- und Schamgefühle, Traurigkeit und Verzweiflung auftreten können.

Zeitlicher Rahmen. Die meisten Betroffenen essen allein, weil sie sich dafür schämen, dass sie so viel oder so schnell essen und dass sie nicht damit aufhören können. Essanfälle, wie sie für die Binge Eating Disorder (BED oder Essanfallsstörung) typisch sind, haben einen klaren Beginn, aber meist ein nicht so klares

Ende wie zum Beispiel bei der Bulimia nervosa (der Ess-Brech-Sucht). Viele Betroffene berichten, dass sie, sobald sie mit dem Essen begonnen haben, den ganzen Tag nicht wirklich damit aufhören können. Wir sprechen dann von so genannten „protrahierten Essanfällen". Wieder andere sagen, dass Essanfälle bei ihnen in einem abgrenzbaren Zeitrahmen auftreten und beispielsweise zwei Stunden dauern. Während eines Essanfalls nehmen sie salzige und süße Nahrungsmittel zu sich. Manche Betroffene essen verschiedene Nahrungsmittel durcheinander oder ganze Mahlzeiten, wieder andere erleben einen Essanfall, bei dem sie ausschließlich Schokolade oder etwa Käse und Kuchen durcheinander essen.

Definition

Von einem **Essanfall** wird dann gesprochen, wenn die Betroffenen nicht kontrollieren können, wie viel sie essen, und nicht mit dem Essen aufhören können, auch wenn sie längst keinen Hunger mehr haben. Während eines Anfalls essen sie mehr, als andere Menschen in einer vergleichbaren Situation zu sich nehmen würden. Oft wird zudem durcheinander und schnell gegessen; auch essen die meisten Betroffenen allein. Anschließend treten belastende Schuld- und Schamgefühle wegen des zügellosen Essanfalls auf.

Psychisches Leiden. Bereits das einmalige Erleben eines Essanfalls wird von den Betroffenen als belastend erfahren. Auch Sie können dies sicherlich bestätigen. Treten die beschriebenen Essanfälle gar regelmäßig, mehrmals pro Monat, Woche oder Tag auf, so verursacht dies großes Leiden. Die meisten Betroffenen versuchen wiederholt, das Essen zu kontrollieren, und erleben dabei immer wieder Misserfolge. Dies schlägt sich negativ auf die Stimmung und das Selbstwertgefühl nieder. Oftmals

ziehen sich die Betroffenen in der Folge aus zwischenmenschlichen Kontakten zurück und bleiben vermehrt für sich.

! Essanfälle haben nichts mit Willens- oder gar Charakter-
schwäche zu tun. Sie sind Anzeichen eines gestörten Essverhaltens und allenfalls Teil der Binge Eating Disorder
(BED).

Bin ich betroffen? Vielleicht haben Sie in den vorangegangenen
Beschreibungen eigene Erfahrungen oder die eines Angehörigen
wiedererkannt. Wenn Sie sich nicht so sicher sind, dann lesen
Sie die obigen Abschnitte nochmals und anschließend das Kapitel zu Ende. Vielleicht hilft Ihnen auch das folgende Fallbeispiel
einer Patientin aus einer unserer Behandlungsgruppen, um
Unterschiede oder Gemeinsamkeiten zu finden. Sprechen Sie
mit einer Person Ihres Vertrauens darüber, machen Sie sich
Notizen, stellen Sie Fragen.

Und jetzt Sie: Notieren Sie sich auf einem Extrazettel die Fragen, die Sie klären wollen: mit einem Freund, mit einem Arzt
oder auch, indem Sie im Internet recherchieren.

Ein Beispiel: Unkontrollierbare Essanfälle. Frau W. berichtet:
„Wenn ich Stress habe mit meinem Chef, gehe ich anschließend ‚hinter meine Schublade‘. Das ist bereits ein Ritual. Ich
weiß, dass es mir nicht guttut, aber ich kann nicht anders. Ich
öffne ganz automatisch die Schublade und fange mit den
Gummibärchen an. Das ist aber noch nicht genug, anschließend esse ich Schokoladenstückchen, 10 bis 15 Stück. Wenn
ich noch etwas anderes in der Schublade finde, esse ich es auch.
Ich kann erst aufhören, wenn alles leergegessen ist. Dabei

▶

spielt es keine Rolle, ob ich gerade eine Mahlzeit zu mir genommen habe oder ob es fünf Minuten vor dem Mittagessen ist. Wenn ich fertig bin, bin ich zuerst einfach nur müde und erschöpft, manchmal auch etwas erleichtert. Aber bald schon schäme ich mich, dass ich es wieder getan habe. Ich habe Angst, dass ich das nie in den Griff bekommen werde, und fürchte mich dann auch, auf die Waage zu gehen. Meistens esse ich anschließend bei den nächsten Mahlzeiten so wenig wie möglich, fürchte mich aber vor dem nächsten Essanfall."

Die Schilderung von Frau W. ist recht eindrücklich, nicht wahr? Daraus wird deutlich, wie nachhaltig eine Essanfallsstörung das Leben beeinflussen und verändern kann: Der Betroffene erlebt sich als ihr hilflos ausgeliefert und wird von Schamgefühlen erdrückt. Eine Binge Eating Disorder wird dann diagnostiziert, wenn solche Essanfälle, wie Frau W. sie beschreibt, mindestens zweimal wöchentlich über den Zeitraum eines halben Jahres verteilt vorkommen.

Definition

Eine **Binge Eating Disorder (BED) oder Essanfallsstörung** liegt vor, wenn mindestens zweimal pro Woche Essanfälle auftreten. Diese Essanfälle sind insbesondere durch das Gefühl der Unkontrollierbarkeit gekennzeichnet. Ein weiteres Merkmal ist, eine große Menge Nahrung schnell und durcheinander zu essen. Viele Betroffene essen allein, aus Scham und ohne Hunger. Im Anschluss an diese Essanfälle können negative Gefühle wie Schuld- und Schamgefühle oder Traurigkeit auftreten.

Was löst Essanfälle aus? Ähnlich wie im geschilderten Beispiel von Frau W. erleben viele Betroffene dann Essanfälle, wenn sie zuvor starke Gefühle wie zum Beispiel Wut, Ärger, Traurigkeit, Leere oder Langeweile, aber auch Freude oder Erleichterung erfahren haben. Andere berichten, dass bei ihnen Essanfälle häufig auftreten, wenn sie müde oder erschöpft sind. Aus wissenschaftlichen Untersuchungen sowie aus Berichten von Betroffenen wird deutlich, dass Essanfälle manchmal helfen, sich von solchen Gefühlen oder Empfindungen abzulenken. Manchmal können im Vorfeld aber auch keine klar erkennbaren Auslöser festgestellt werden: Die Essanfälle treten dann wie aus dem Nichts auf.

Und jetzt Sie: Forschen Sie einmal bei sich selbst nach. In welcher Stimmungslage befanden Sie sich jeweils vor den letzten Essanfällen? Lassen sich hier vielleicht Übereinstimmungen feststellen? Inwiefern haben die Essanfälle Ihre seelische Befindlichkeit beeinflusst? Wurde das auslösende Gefühl verdrängt oder durch das Schamgefühl nach dem Essanfall ersetzt?

Wenn Sie sich eingehender über die möglichen Auslöser Ihrer Essanfälle informieren möchten, blättern Sie weiter zu Kapitel 3.2. Dort finden Sie Hinweise und Erläuterungen zu diesem Thema. Sie werden Ihnen helfen, Ihre eigene Situation besser einzuschätzen. Mit diesem Rüstzeug versehen wird es Ihnen sicherlich leichter fallen, gegen Ihre Essanfälle vorzugehen.

2.4 Die Binge Eating Disorder (BED, Essanfallsstörung)

Ein Essanfall, wie er zur Diagnose der BED gehört, wird – wie oben bereits beschrieben – durch zwei Hauptmerkmale charakterisiert: Sie als Betroffener essen eine Nahrungsmenge, die größer ist als die, die andere Menschen in vergleichbaren Situatio-

Tabelle: Binge Eating Disorder: Diagnosekriterien in Anlehnung an das Diagnostische und Statistische Manual Psychischer Störungen (DSM-IV)

Kriterium A

▶ Es kommen Essanfälle vor, bei denen das Gefühl entsteht, nicht mehr kontrollieren zu können, was und wie viel gegessen wird.

▶ Bei den Essanfällen wird in einer umschriebenen Zeitspanne (z. B. innerhalb von zwei Stunden) eine Nahrungsmenge aufgenommen, die wesentlich größer ist als jene, die die meisten Leute innerhalb einer vergleichbaren Zeitspanne und unter ähnlichen Umständen essen würden.

Kriterium B
(mindestens drei Punkte müssen erfüllt sein)

Während eines Essanfalls:

▶ wird viel schneller gegessen als normalerweise.

▶ wird so viel gegessen, bis es zu einem unangenehmen Völlegefühl kommt.

▶ werden große Mengen an Nahrung aufgenommen, obwohl kein Hungergefühl besteht.

▶ wird oft allein gegessen, weil es als peinlich empfunden wird, so große Nahrungsmengen vor anderen zu sich zu nehmen.

Nach dem Essanfall:

▶ ekelt man sich oft vor sich selbst, ist niedergeschlagen oder fühlt sich sehr schuldig.

Kriterium C

▶ Die Betroffenen leiden sehr unter ihren Essanfällen.

▶ Die Essanfälle treten durchschnittlich an mindestens zwei Tagen pro Woche und über eine Zeitspanne von sechs Monaten verteilt auf.

▶ Nach den Essanfällen wird in der Regel nichts unternommen, um den Auswirkungen der Essanfälle (Gewichtszunahme) entgegenzuwirken (z. B. Gebrauch von Abführmitteln, Fasten oder übermäßiges Sporttreiben); es bestehen keine anderen Essproblematiken (Anorexie oder Bulimie).

nen zu sich nehmen würden. Und Sie erleben den Kontrollverlust über das Essen. Weiter müssen drei der folgenden Merkmale vorliegen, damit von einer BED gesprochen werden kann: Die Betroffenen

▶ essen während des Essanfalls schneller als normal,
▶ essen bis zu einem unangenehmen Völlegefühl,
▶ essen ohne Hunger,
▶ essen allein,
▶ empfinden anschließend Scham oder
▶ sind deprimiert wegen der Essanfälle.

Rückzug nach innen. Das wiederholte Erleben solcher Essanfälle führt zu ausgeprägtem Leiden, das sich auch in anderen Bereichen des Lebens wie zum Beispiel in der Partnerschaft, im Beruf oder in der Familie auswirkt. Vielleicht haben Sie als Betroffener oder Angehöriger bemerkt, dass das wiederholte Erleben, diese Essanfälle nicht kontrollieren zu können, traurig macht oder große Anspannung nach sich ziehen kann. Solche Folgeerscheinungen können sich im Alltag darin zeigen, dass die Person keine Lust mehr hat, etwas zu unternehmen, dass sie an Dingen, die ihr früher Freude machten, nun keinen Spaß mehr hat, oder dass sie öfter grübelt oder traurig ist.

> **!** Betroffene, die unter einer BED leiden, haben oftmals noch andere Essprobleme. Sie ernähren sich unregelmäßig, führen häufig Diäten durch und erleben immer wieder, dass sie diese nicht durchhalten können. Die Betroffenen berichten, dass sie auch oft in Gedanken mit dem Essen oder den Essanfällen beschäftigt sind, grübeln und sich Sorgen machen.

Veränderte Lebensgewohnheiten. Viele sind darüber hinaus nicht zufrieden mit ihrem Körper und machen sich Sorgen über

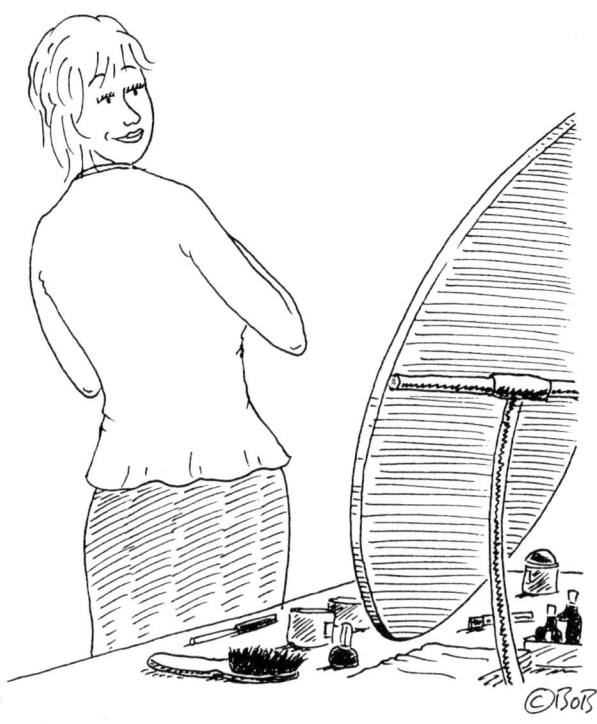

ihr Aussehen und ihr Körpergewicht. Das stellt eine große Belastung dar. Mitunter nehmen die Essanfälle und die Beschäftigung damit so viel Zeit in Anspruch, dass die Betroffenen ihre Lebensgewohnheiten verändern: Zum Beispiel essen sie nicht mehr außer Haus oder in Gesellschaft. Andere Betroffene klagen darüber, dass sie vermehrt ängstlich oder angespannt sind. Es kann vorkommen, dass sie sich immer mehr zurückziehen, weil sie Angst haben, sich mit anderen Menschen zu treffen. Manche befürchten auch, in der Öffentlichkeit unangenehme Symptome zu erleben, wie zum Beispiel Schwitzen, Schwindel, Zittern oder Angstgefühle und Panikattacken. Um das zu vermeiden, gehen sie nicht mehr aus.

Das griechischstämmige Wort **„Symptom"** ist ein Begriff aus dem medizinischen Bereich, der „Zeichen einer Krankheit" bedeutet. Symptome können in subjektive (nur durch den Patienten wahrnehmbare) und objektive (auch durch den Arzt wahrnehmbare) Krankheitszeichen unterschieden werden.

Mit dem Begriff einer **„Diagnose"** (griechisch) wird in der Medizin und der Psychologie die genaue „Zuordnung von Symptomen" zu einer bestimmten Erkrankung bezeichnet.

Reden Sie als Betroffener darüber. Sprechen Sie als Angehöriger es an. Es ist bekannt, dass Menschen, die unter regelmäßigen Essanfällen leiden, häufig auch Ängste oder Depressionen entwickeln. Verzweifeln Sie nicht! Diese Begleiterscheinungen können, wenn man sie frühzeitig erkennt, wirkungsvoll behandelt werden. Wenden Sie sich an eine professionelle Fachkraft. Wer dafür in Frage kommt und wie Sie einen geeigneten Ansprechpartner finden, können Sie in Kapitel 4 nachlesen.

Begleitende Erkrankung. Die häufigste Erkrankung, die gleichzeitig mit der BED auftritt, ist krankhaftes Übergewicht oder Adipositas. Etwa 30 Prozent aller übergewichtigen Menschen leiden auch an einer Binge Eating Disorder. Die meisten dieser Betroffenen möchten am liebsten beides gleichzeitig erledigen: Essanfälle bewältigen und Gewicht abnehmen. Aktuelle Untersuchungen zeigen jedoch, dass zunächst die Essprobleme, also die BED, und erst anschließend das Übergewicht behandelt werden sollten. Es ist besser, sich zunächst auf die dringlichere Angelegenheit zu konzentrieren. Sie können sich sicher gut vorstellen, dass allein schon die Bewältigung der Essanfälle Ihre ganze Aufmerksamkeit fordern wird. Wenn Sie zusätzlich auch noch Gewicht abbauen wollten, wären Sie überfordert. Sie hätten dann womöglich überhaupt keinen Erfolg – und würden den nächsten Essanfall erleben.

Umgangssprachlich werden die Begriffe Übergewicht und Adipositas oft synonym verwendet. Übergewicht und Adipositas beziehen sich aber auf ein unterschiedliches Maß des Körpergewichts. Von **Übergewicht** sprechen wir meist, wenn wir etwas aus den Fugen geraten sind und ein paar Kilo zu viel auf die Waage bringen. **Adipositas** meint aber ein krankhaftes Übergewicht. Wie bestimmt man nun, ob dieses oder jenes vorliegt? Das Vorliegen von Adipositas wird über den so genannten Body Mass Index (BMI, Körpermassenindex) bestimmt. Der Body Mass Index entspricht dem Körpergewicht (in Kilogramm) dividiert durch die Körperlänge (in Meter) im Quadrat:

$$BMI = \frac{kg}{m \times m}$$

Einteilung aufgrund des BMI:

BMI = 18,5–24,9	Normalgewicht
BMI = 25,0–29,9	Übergewicht
BMI = 30,0–34,9	Adipositas Grad I
BMI = 35,0–39,9	Adipositas Grad II
BMI > 40	Extreme Adipositas, Grad III

Hoffentlich helfen Ihnen die Angaben in diesem Kapitel, Ihre Essprobleme einzuordnen. Möglicherweise stellen Sie ja fest, dass Sie zwar regelmäßige Essanfälle haben, dass diese jedoch nicht allen Kriterien einer Binge Eating Disorder entsprechen. Die Vorschläge zur Bewältigung der Essprobleme, die Sie in den Kapiteln 4 und 5 finden werden, sind übrigens auch dann geeignet und wirksam, wenn Sie nicht das so genannte Vollbild einer BED bei sich erkennen können.

Und jetzt Sie: Brauchen Sie Unterstützung dabei, herauszufinden, ob bei Ihnen eine Binge Eating Disorder vorliegt? Scheuen Sie sich nicht und nehmen Sie professionelle Hilfe in Anspruch.

Statistische Häufigkeit von Essanfällen und Binge Eating Disorder. Studien aus dem deutschsprachigen Raum zufolge kommen regelmäßige Essanfälle bei bis zu 3 Prozent der Bevölkerung vor. Bei ca. 1 bis 3 Prozent wird tatsächlich eine BED diagnostiziert. In Bevölkerungsgruppen, die zusätzlich unter krankhaftem Übergewicht (Adipositas) leiden, ist die Häufigkeit der Essanfallsstörung deutlich höher und beträgt bis zu 30 Prozent (Tuschen-Caffier & Schlüssel, 2005). Diese Angaben zeigen, dass die BED die häufigste Essstörung ist. Mit anderen Worten: Es leiden mehr Menschen unter einer Binge Eating Disorder als unter einer Anorexia oder Bulimia nervosa. Das mag erstaunen, da in den Medien häufiger über die beiden letzteren Essstörungen als über BED berichtet wird. Außerdem sind von einer Essanfallsstörung (anders als bei Anorexie und Bulimie) ähnlich viele Frauen wie Männer betroffen. Männer mit Essstörungen?, werden Sie nun fragen. Für eine Binge Eating Disorder gilt das sehr wohl. Zudem erkranken Frauen und Männer in unterschiedlichem Alter an BED. Das ist anders als bei Anorexia und Bulimia nervosa, die fast ausschließlich bei jungen Frauen im Alter zwischen 15 und 25 Jahren erstmals auftreten.

Und jetzt Sie: Wenn Sie nach diesen Informationen jemandem von Ihren Essanfällen erzählen möchten: Wissen Sie schon genug, um Ihre Krankheit beschreiben zu können? Was würden Sie erzählen? Machen Sie sich Notizen dazu.

2.5 Wie zeigt sich die BED bei Männern?

Es wurde eingangs schon erwähnt, dass die Essanfallsstörung beinahe ebenso häufig bei Männern wie bei Frauen auftritt. Männliche Betroffene schildern das Erleben von Essanfällen auch sehr ähnlich wie Frauen. Untersuchungen zeigen, dass Männer bei Essanfällen mehr Nahrung zu sich nehmen als Frauen. Das psychische Leiden, das durch das Erleben der Unkontrollierbarkeit des Essens entsteht, ist aber bei beiden Geschlechtern gleichermaßen ausgeprägt.

Männliche Betroffene wenden sich jedoch deutlich später erst an Fachpersonen, um für ihre Essprobleme Unterstützung anzufordern. Bei vielen Männern bleibt deswegen die BED unerkannt und unbehandelt. Als Folgeerscheinung einer Essanfallsstörung treten häufig Depressionen und Angststörungen auf. Zudem kommt es im Verlauf einer BED zu einer kontinuierlichen Gewichtszunahme. Viele Männer melden sich erst dann bei Fachpersonen, wenn solche schwerwiegenden Folgeerscheinungen auftreten.

Und jetzt Sie: Sie sind ein Mann und haben bei sich Essanfälle festgestellt? Dann möchte ich Sie dazu ermutigen, das Buch weiter durchzuarbeiten. Sie werden feststellen, dass Sie sich helfen können und dass das Buch Sie dabei unterstützen kann. Sie werden auch erfahren, was Sie tun können, wenn Sie mehr Unterstützung möchten oder brauchen. Denken Sie daran: Sie sind nicht allein. Essprobleme sind längst keine Frauenprobleme mehr. Und was für alle Betroffenen besonders wichtig ist: Probleme zu haben heißt nicht, das Leben nicht im Griff zu haben. Probleme erkennen und verändern zu wollen – das ist wahre Stärke! Bleiben Sie also dran!

2.6 Unterscheidung von anderen Essstörungen und krankhaftem Übergewicht (Adipositas)

Gemeinsam ist den Betroffenen von Essstörungen wie Anorexia und Bulimia nervosa, Binge Eating Disorder und Adipositas, dass sie oft unzufrieden mit ihrem Körper sind und sich Sorgen über ihr Gewicht oder ihr Aussehen machen. Allerdings gibt es genau definierte Unterschiede, die eine Abgrenzung der einzelnen Essstörungen voneinander gestatten; ich habe sie hier für Sie zusammengetragen. Die folgende Unterscheidung dient jedoch nicht der Selbstdiagnose – denn eine „echte" Diagnose kann nur eine ausgebildete Fachperson stellen. Was ich Ihnen hier anbieten möchte, sind Anhaltspunkte, die grob aufzeigen, in welche Richtung die einzelnen Essstörungen gehen.

Anorexia nervosa. Auch bei einer Anorexia nervosa (Magersucht) kann es zeitweise zu anfallsartigem Essen kommen. Zwischen diesen Essanfällen schränken Anorektikerinnen ihre Nahrungszufuhr jedoch derart ein, dass massives Untergewicht die Folge ist.

Bulimia nervosa. Ähnlich wie bei der Binge Eating Disorder kommen auch bei der Bulimia nervosa (Ess-Brech-Sucht) regelmäßige Essanfälle vor. Im Anschluss an diese Essanfälle führen Bulimikerinnen jedoch verschiedene Maßnahmen durch (wie zum Beispiel Erbrechen, Gebrauch von Abführ-/Entwässerungsmitteln oder intensives Sporttreiben) durch, um wieder Gewicht zu verlieren. Die meisten Patientinnen mit Bulimia nervosa sind normalgewichtig.

Reine Adipositas (krankhaftes Übergewicht). Betroffene mit Adipositas berichten ebenfalls davon, dass sie sich überessen. Im Unterschied zur Essanfallsstörung erleben diese Personen jedoch nicht den typischen Kontrollverlust, der bei anfallsartigem Essen vorkommt.

3 Wie eine BED entsteht und warum sie fortbesteht

In diesem Kapitel erfahren Sie, was die Fachwelt bisher über die Ursachen regelmäßiger Essanfälle weiß. Psychologen und Forscher sprechen von den „Kriterien der Binge-Eating-Disorder-Diagnose". Viele Betroffene entlastet es, mehr über die Entstehung eigener Probleme oder die Probleme von Angehörigen zu wissen. Weiter werden Sie lesen, dass es für die Entstehung und Aufrechterhaltung der Essanfallsstörung nicht eine einzige Ursache gibt, sondern dass diese Krankheit durch das Zusammenwirken verschiedener Einflüsse zustande kommt (wie bei einem Puzzle, und tatsächlich sprechen Fachleute von einem „Störungsbild"). Folgende Inhalte finden Sie in diesem Kapitel:

► eine Beschreibung der Ursachen regelmäßiger Essanfälle (der Binge Eating Disorder);
► eine Unterscheidung zwischen den Ursachen einer BED und den Einflüssen, die diese aufrechterhalten;
► Anregungen dafür, wie Sie Ihren eigenen Ursachen für die Essanfälle und den Faktoren, die diese aufrechterhalten, auf die Spur kommen;
► Informationen darüber, wie eine Binge Eating Disorder „normalerweise" verläuft – von der Entstehung bis zur Besserung.

Und jetzt Sie: Bei der Lektüre dieses Kapitels können Sie als Betroffene bereits etwas für Ihre Selbsthilfe tun: Sie können sich Gedanken darüber machen, welche Einflüsse bei Ihnen dazu beigetragen haben, dass die Essprobleme entstanden

►

sind. Überlegen Sie sich auch, welche Einflüsse dafür verantwortlich sein könnten, dass die Essanfälle immer noch bestehen. Sie werden feststellen, dass nicht alle der im Folgenden aufgeführten Ursachen für Sie zutreffen; aber bei einigen Beispielen werden Sie sich vielleicht wiedererkennen.

3.1 Welche Einflüsse begünstigen das Auftreten der BED?

Die Erforschung der Ursachen (Ätiologie), die zu einer Binge Eating Disorder führen, steckt noch weitgehend in den Kinderschuhen. Die Forschungsarbeiten weisen jedoch darauf hin, dass es im Wesentlichen zwei Gruppen gibt, die als Ursachen das Entstehen einer Essanfallsstörung wesentlich begünstigen (man spricht hier von „vorbestehenden Bedingungen"; Hilbert, 2005, in Munsch & Beglinger, 2005):

▶ einerseits Einflüsse, die zu Übergewicht und Adipositas bereits in der Kindheit führen (zum Beispiel durch falsche Ernährungsgewohnheiten in der Familie oder zu wenig Bewegung);

▶ andererseits Situationen, die generell für psychische Probleme anfällig machen (zum Beispiel geringes Selbstwertgefühl oder der Verlust eines Familienmitglieds).

! Es gibt Ursachen, die sich wechselseitig mit den Essanfallsproblemen verstärken. Dazu gehören Übergewicht (Adipositas) und Einflüsse, die das Entstehen psychischer Probleme fördern.

Tabelle: Entstehungsbedingungen der Adipositas

Bedingungen, die das Auftreten von Adipositas begünstigen	Bedingungen, die das Auftreten psychischer Störungen begünstigen
▶ Vorkommen von Übergewicht und Adipositas in der Familie ▶ Umgang mit dem Essen: unregelmäßiges Essen, Nahrungsmittelverbote, Essen ohne Hunger (zur Belohnung, Bestrafung oder als Ablenkung) ▶ Ungünstige Ernährungsgewohnheiten: fettreiche Ernährung, Trinken großer Mengen von Süßgetränken ▶ Bewegungsgewohnheiten: häufiges Sitzen im Beruf, im Alltag und in der Freizeit, wenig körperliche Betätigung bzw. Sport	▶ Vorkommen psychischer Krankheiten in der Familie ▶ Erleben schlimmer Ereignisse wie z. B. des Verlusts oder Todes einer nahestehenden Person, das Erleben einer Bedrohung oder Verletzung durch andere (Missbrauchserlebnisse) ▶ Geringes Selbstwertgefühl

Und jetzt Sie: Sprechen Sie mit Angehörigen über diesen Punkt. Das Gespräch über Ess-, Ernährungs- und Bewegungsgewohnheiten sowie über Belastungen im Umfeld bringt auf Seiten Ihrer Angehörigen oft Verständnis für die Ursachen der eigenen Probleme hervor.

3.2 Welche Einflüsse lösen eine BED aus und lassen sie andauern?

Sie haben es gelesen: Manche Menschen bringen also Bedingungen mit, die sie anfällig für eine Binge Eating Disorder machen. Damit eine solche Essanfallsstörung aber akut wird, müssen jedoch weitere Einflüsse wirken. **Essen als Problemlösung.** Zahlreiche Betroffene berichten davon, und auch verschiedene Forschungsarbeiten haben gezeigt, dass mit zunehmendem Stress auch die Häufigkeit von Essanfällen ansteigt. Stress, der aus zwischenmenschlichen Konflikten entsteht, nimmt dabei einen besonderen Stellenwert ein. Manche der Betroffenen der Binge Eating Disorder fühlen sich immer wieder anhaltend belastet zum Beispiel durch abwertende Äußerungen über ihr Aussehen oder ihren Körper, Streit in der Familie oder Partnerschaft. Auch Schwierigkeiten bei der Arbeit oder in der Schule können ihnen zu schaffen machen. Zudem berichten viele Betroffene, dass sie Schwierigkeiten haben, bestehende Probleme zu lösen. Andere wissen nicht, wie sie mit ihren Belastungen umgehen sollen. Außerdem empfinden viele ihre Essanfälle als großen Druck. Viele Betroffene berichten davon, dass sie während des Essanfalls für kurze Zeit negative Gefühle oder Gedanken vergessen oder verdrängen können. Dadurch entsteht kurzzeitig eine Entspannung oder Entlastung. Diese „falsche" Entlastung führt dazu, dass Essanfälle immer wieder als eine Art Problemlöseversuch auftreten – sie verhindern, dass sich die Betroffenen mit geeigneten Strategien auseinandersetzen können, um ihre Schwierigkeiten zu meistern (Hilbert, 2005, in Munsch & Beglinger, 2005).

Und jetzt Sie: Haben Sie Mut, und wagen Sie sich an das Puzzle. Manchmal bedeutet das auch, sich mit schmerzhaften Ereignissen und Umständen auseinandersetzen zu müssen. Manche Betroffene berichten, dass sie beim Erkunden der persönlichen Ursachen ein Wechselbad der Gefühle erlebt haben. Vielleicht geht es Ihnen auch so, dass Sie einerseits traurig oder wütend über das sind, was bei Ihnen zum Auftreten einer BED geführt hat. Später kann es aber sein, dass Sie erleichtert sind, wenn Sie die einzelnen Puzzleteile zusammengefügt haben. Seien Sie bitte nicht beunruhigt, wenn Sie nicht alle Teile des Puzzles finden oder zusammensetzen können. Der Blick aufs Ganze ist schon ein wesentlicher Schritt zum Verständnis und damit zur Lösung Ihres Essproblems.

Sorgen über das eigene Aussehen, Figur und Gewicht. Zu den Bedingungen, die oftmals zu Essanfällen führen, gehört: Man schaut negativ auf den eigenen Körper, und man macht sich Sorgen über die eigene Figur und sein Gewicht. Viele Betroffene erleben, dass sie beim Anblick oder in Gedanken an den eigenen Körper unter große Anspannung geraten und gestresst sind. Und auf diese Anspannung können sie nicht anders als mit einem Essanfall reagieren.

Problematisches Essverhalten. Viele Menschen, die unter regelmäßigen Essanfällen leiden, versuchen, zwischen den Essanfällen so wenig wie möglich zu essen. Sie wollen nicht weiter zunehmen. Zahlreiche Betroffene berichten davon, und Untersuchungen haben ebenfalls gezeigt, dass dies keine hilfreiche Lösungsstrategie ist. Sie können es sich sicher schon denken: Es führt sogar eher dazu, dass noch mehr Essanfälle ausgelöst werden, weil man ständig Hunger hat und ans Essen denkt. Ähnliches gilt für den Entschluss, nie mehr von einem Nahrungsmittel zu essen, das oftmals einen Essanfall auslöst. Ein solcher Entschluss ist nachvollziehbar – führt aber nicht zum Erfolg.

Ein Beispiel: Nahrungsmittelverbote. Frau M. berichtet: „Wenn ich einmal angefangen habe, Käse zu essen, kann ich nicht mehr damit aufhören. Ich esse, bis nichts mehr da ist. Dabei ist es mir völlig gleichgültig, ob ich im Stehen esse, vor dem Kühlschrank oder in meinem Zimmer, am Tisch oder auf dem Sofa vor dem Fernseher. Hauptsache, ich bin allein. Ich esse viel und schnell und nehme manchmal gar nicht wahr, was um mich herum passiert. Wenn ich fertig bin, nehme ich mir jedes Mal vor, nie mehr Käse zu essen. Ich versuche, keinen Käse einzukaufen oder, wenn mein Mann Käse möchte, ihn dazu zu bewegen, ihn allein aufzuessen. Wenn ich dann aber allein bin und Käse im Kühlschrank sehe, kann ich nicht anders, als wieder davon zu essen. Es ist ein Teufelskreis!"

Kontrollverlust. Vielleicht kommt Ihnen das, was Frau M. erlebt, bekannt vor? Dann wissen Sie auch, dass solche Alles-oder-Nichts-Regeln nicht dazu geeignet sind, Essanfälle zu verhindern. Im Gegenteil: Sie führen dazu, dass das verbotene Nahrungsmittel eine immer stärker werdende Anziehungskraft auf Sie ausübt. Wird dann von der verbotenen Speise gegessen, so erleben viele Betroffene das, was auch als Dammbruch-Phänomen bezeichnet werden kann: Sie können nicht kontrollieren, wie viel sie essen, und geben auf. Viele Betroffene berichten, das sie solche oder ähnliche Gedanken haben: „Jetzt spielt es sowieso keine Rolle mehr. Jetzt kann ich gleich alles essen. Ich werde es sowieso nicht stoppen können."

! Kategorische Verbote bestimmter Nahrungsmittel (zum Beispiel Süßigkeiten oder andere fettreiche Speisen wie Käse oder Saucen), wie sie typisch sind für so genanntes restriktives Essverhalten, verstärken den Drang, diese zu essen. Wird ein solches Verbot dann einmal überschritten, so essen die Betroffenen meist unkontrolliert und mehr, als sie wollten. Oft sagen sie sich dann: „Nun kommt es auch nicht mehr darauf an, jetzt kann ich gleich die ganze Tafel oder noch eine zweite und dritte oder noch viel anderes mehr essen!" Diese Situation bezeichnet man als Dammbruch-Phänomen.

Viele Betroffene berichten, dass sie zwar erklären können, weshalb die Essanfälle ursprünglich einmal aufgetreten sind. Oft sind diese Ursachen mittlerweile gar nicht mehr gegeben, die Essprobleme bestehen aber immer noch. Dies stellt für die Betroffenen einen zusätzlichen Druck dar. In den Kapiteln 4 und 5 finden Sie Hinweise darauf, wie Sie solche aufrechterhaltenden Bedingungen erkennen und verändern können.

Ein Beispiel: Aufrechterhaltende Bedingungen von Essanfällen. Frau B. berichtet: „Vor etwa fünf Jahren, als bei mir erstmals Essanfälle auftraten, hatte es wohl damit zu tun, dass ich mit meinem Mann immer wieder Streit hatte und wir beide nicht sicher waren, ob unsere Ehe diese schwierige Phase überstehen würde. Im Frust habe ich dann angefangen, Essen in mich hineinzustopfen – einfach, um einmal nichts denken oder spüren zu müssen. Später sind wir zur Paartherapie gegangen. Es hat lange gedauert, aber wir haben es geschafft, unsere Schwierigkeiten zu überwinden. Trotzdem hatte ich immer noch Essanfälle.

Heute ist es so, dass ich immer dann, wenn ich weiß, dass eine schwierige Situation auf mich zukommt, oder wenn ich

▶

gestresst bin, nicht kontrollieren kann, wie viel, wann oder was ich esse. Dadurch habe ich auch an Gewicht zugenommen, was mir zusätzlich Sorgen macht. Ich kann mich manchmal überhaupt nicht mehr ausstehen und denke: Jetzt gibt es doch keinen Grund mehr, weshalb bekommst du das nicht in den Griff?"

Vorbestehende, auslösende und aufrechterhaltende Bedingungen, die für die Entwicklung der Essanfallsstörung wichtig sind, bedingen sich gegenseitig.

Zur Entstehung und Aufrechterhaltung der BED

Vorbestehende Bedingungen:
▶ Adipositas in der Kindheit
▶ Psychische Belastungen

Auslösende Bedingungen:
▶ Unzufriedenheit mit dem eigenen Körper
▶ Ess- und Ernährungsverhalten
▶ Stress, Gefühlsschwankungen
▶ Geringes Selbstwertgefühl

Regelmäßige Essanfälle

Aufrechterhaltene Bedingungen:
▶ Kurzfristige Entlastung durch Essanfälle
▶ Ess- und Ernährungsverhalten

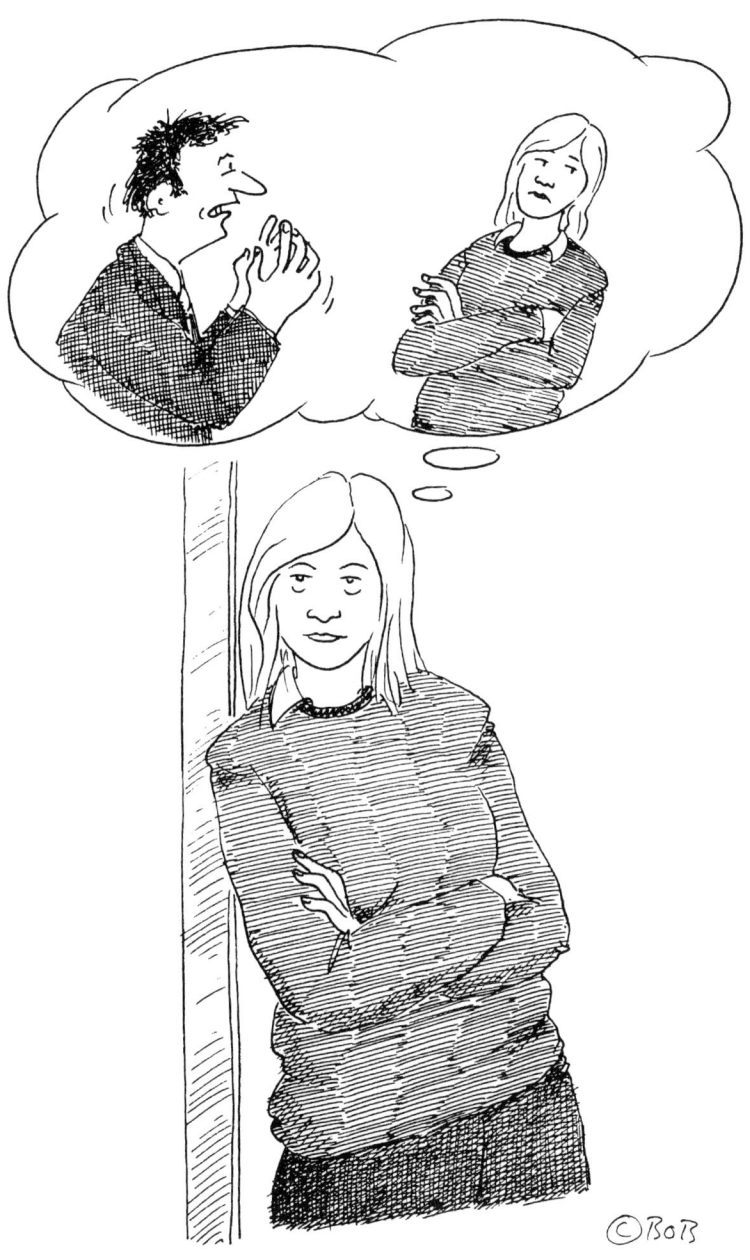

Arbeitsblatt	Zur Entstehung und Aufrechterhaltung der BED

Vorbestehende Bedingungen:

▶ ....

▶ ....

▶ ....

▶ ....

▶ ....

Auslösende Bedingungen:

▶ ....

▶ ....

▶ ....

▶ ....

▶ ....

Regelmäßige Essanfälle

Aufrechterhaltene Bedingungen:

▶ ....

▶ ....

▶ ....

▶ ....

© Munsch: Das Leben verschlingen? Weinheim: Beltz PVU, 2007

Und jetzt Sie: Haben Sie im obigen Text Situationen oder Einflüsse erkannt, die Sie von sich oder Ihren Angehörigen kennen? Sind gewisse Bedingungen vorhanden, andere aber nicht? Gern möchte ich Sie dazu anregen, sich anhand der Abbildung Gedanken über Ihr persönliches Entstehungs- und Aufrechterhaltungsmuster der BED zu machen. Sicherlich hilft Ihnen dabei das vorstehende Arbeitsblatt weiter, in das Sie Ihre Notizen eintragen können.

3.3 Wie eine BED-Erkrankung verläuft

Die Binge Eating Disorder kann in allen Lebensabschnitten auftreten. Neue Befunde zum Alter beim ersten Auftreten, der so genannten „Erstmanifestation", zeigen, dass regelmäßige Essanfälle bereits im frühen Kindesalter auftreten können und einen vergleichbaren Leidensdruck verursachen. Im Erwachsenenalter scheint es zwei Lebensphasen zu geben, in denen die BED am häufigsten zum ersten Mal auftritt. Dies sind die Phase zwischen dem 20. und 30. Lebensjahr und die Phase zwischen dem 40. und 55. Lebensjahr. Oftmals bleibt die Essanfallsstörung über längere Zeit bestehen, wenn sie nicht wirksam behandelt wird. Dies führt dazu, dass auch viele ältere Menschen unter regelmäßigen Essanfällen leiden.

Viele Betroffene mit BED berichten von Schwankungen im Krankheitsverlauf. So treten die Essanfälle manchmal häufiger und dann wieder über einen bestimmten Zeitraum seltener auf. Wie unterschiedlich sich die Binge Eating Disorder im Verlauf der Erkrankung darstellen kann, zeigen die folgenden Beispiele.

Einige Beispiele: Krankheitsverläufe

Frau R. Sie ist 22 Jahre alt und leidet seit zwei Jahren unter einer BED. Sie berichtet, dass sie schon als Kind übergewichtig war und deswegen häufig gehänselt wurde. Darum fühlte sie sich nie wohl in ihrer Haut. Mit ca. 13 Jahren zog sie um und musste die Schule wechseln. Damals aß sie schon viel Süßes, um ihre Angst vor den neuen Schulkameraden zu ersticken. Es beruhigte sie und ließ sie ihren Stress etwas vergessen. Sie versuchte zwar immer wieder, mit dem vielen Essen aufzuhören, machte aber nie eine richtige Diät.

Als sie dann vor zwei Jahren immer mehr Streit mit ihrer Mutter bekam, die dünn ist und nur sehr wenig isst, erlebte sie vermehrt, dass sie ihr eigenes Essverhalten nicht mehr kontrollieren konnte. Vor allem abends, wenn sie allein war, stopfte sie Schokolade und andere Nahrungsmittel, die sie auf dem Heimweg gekauft hatte, in sich hinein, ohne damit aufhören zu können. Mit Hunger hatte dies nichts zu tun; Hunger hatte sie sowieso schon lange nicht mehr empfinden können.

Im Anschluss an solche Essanfälle hasste sie sich und verurteilte sich dafür. Sie nahm auch zu, was dazu führte, dass sie sich selbst nicht mehr ausstehen konnte. Seit mehr als einem Jahr hat sie sich deshalb nicht mehr im Spiegel angeschaut, und seit zwei Jahren versucht sie nun, ihr Essverhalten wieder in den Griff zu bekommen. Manchmal gelingt es ihr, einen Essanfall zu verhindern, wenn sie zum Beispiel durch einen Telefonanruf abgelenkt wird. Insgesamt aber stellt sie fest, dass sie dem Essen hilflos ausgeliefert ist.

Frau Y. Sie ist 45 Jahre alt und Mutter von zwei Kindern im Alter von 13 und 15 Jahren. Frau Y. erinnert sich daran, wann die Essanfälle begonnen haben. Sie war ca. 33 Jahre alt und versuchte wieder einmal abzunehmen. Heute kann sie gar nicht mehr sagen, wie oft sie das schon versucht hat. Beson-

▶

ders in der Schwangerschaft legte sie Gewicht zu, das sie anschließend nicht mehr reduzieren konnte. Sie war selbst nicht mehr zufrieden mit ihrem Körper und hatte auch das Gefühl, dass ihr Mann und ihr Umfeld sie zu dick fanden.

So machte sie wieder einmal eine Diät, die in vier Wochen eine Gewichtsreduktion von 10 Kilo versprach. Natürlich schaffte sie es auch diesmal nicht. Dauernd hatte sie Hunger, und zudem war es zu aufwendig, neben dem Essen für die Kleinkinder noch die verlangten Menüs zu kochen. Sie war sehr enttäuscht und traurig und zweifelte an sich. Sie kann sich noch genau daran erinnern, wie sie, wenn die Kinder abends im Bett lagen und ihr Mann noch nicht zu Hause war, an den Kühlschrank ging und ihren Frust erstickte, indem sie wahllos alles in sich hineinstopfte: Käse, Kuchen, Schokolade, Brot, Butter. Sie konnte einfach nicht mehr aufhören, auch wenn sie es gewollt hätte.

Anschließend traten die Essanfälle regelmäßig abends auf, manchmal aber auch mittags. Ja, es gab sogar Zeiten, in denen sie bereits morgens ans Essen dachte. Auf das Drängen ihres Mannes hin ging sie schließlich zum Hausarzt, der ihr aber nicht weiterhelfen konnte. Sie schämte sich und wagte nicht, ihm alles über diese Essanfälle zu erzählen. In den folgenden Jahren versuchte sie immer wieder abzunehmen, stellte aber fest, dass sie eigentlich immer mehr zunahm. Essanfälle hatte sie seither immer wieder und regelmäßig. Es gab aber auch Zeiten, in denen sie weniger häufig auftraten. Seit zwei Jahren ist sie nun auch wieder berufstätig, was ihr großen Spaß macht. Seither haben die Essanfälle wieder zugenommen. Sie kann es sich eigentlich nicht erklären, außer damit, dass sie eben unter großem Druck steht, weil sie es zu Hause den Kindern und ihrem Mann und im Beruf allen recht machen will.

Viele Betroffene machen die Erfahrung, dass sie über lange Zeit hinweg immer wieder Essanfälle erleben. Daten aus aktuellen Untersuchungen (Wilfley et al., 2003) zeigen, dass sich nur bei höchstens einem Drittel der Betroffenen ohne Behandlung eine anhaltende Verbesserung der Symptome ergibt. Ohne wirksame Behandlung neigt die Binge Eating Disorder wie viele psychische Störungen dazu, chronisch zu werden – sie ist dann also keine vorübergehende Erscheinung, sondern hält lange an. Wird das Störungsbild jedoch erkannt, so kann bei bis zu 80 Prozent der Betroffenen, die an einer Behandlung teilnehmen, erreicht werden, dass keine Essanfälle mehr auftreten.

Diese Resultate sollen Sie einerseits dazu motivieren, sich Ihres Problems anzunehmen, und Ihnen andererseits auch Mut machen. Verlieren Sie nicht die Hoffnung: Eine Essanfallsstörung ist kein Schicksal, das Sie hinnehmen müssen. Sie ist behandelbar! Und Sie können selbst, aus eigener Kraft, eine ganze Menge dazu tun, wie Sie in den folgenden Kapiteln lesen werden. Wenn Sie allerdings nichts dagegen unternehmen und nur auf Besserung warten, könnte es noch schlimmer werden. Also: Packen Sie Ihr Problem an. Es lohnt sich.

Und jetzt Sie: Sie haben nun mehrere Berichte von Personen gelesen, die von einer Binge Eating Disorder betroffen sind. Vielleicht haben die Berichte Sie auch betroffen gemacht? Die Berichte sollen Sie jedoch nicht bedrücken, sondern über den möglichen Verlauf einer Essanfallsstörung informieren. All diese Personen haben nämlich eine Behandlung der Binge Eating Disorder begonnen und waren erfolgreich dabei. Das können Sie auch! In Kapitel 4 erfahren Sie mehr über Therapiemöglichkeiten, in den Kapiteln 5 bis 7 über Selbsthilfe. Lesen Sie dort weiter.

4 Hilfe bei Essanfällen: Einige Grundlagen

Dieses Kapitel stellt Ihnen die Grundzüge der Behandlung von Essanfällen vor, wie sie bei der Binge Eating Disorder am wirksamsten sind. Ziel dieses Kapitels ist es, Betroffene und Angehörige über den neuesten Wissensstand zu einer wirksamen Behandlung von Essanfällen zu informieren. Sie werden erfahren, welche Behandlungsweise gut überprüft ist und wie eine solche Behandlung zur Anwendung kommen kann. Folgende Inhalte finden Sie in diesem Kapitel:
► Wirksame Behandlungsmethoden;
► Entscheidungshilfen dafür, welche Behandlung für Sie geeignet ist;
► Antworten auf mögliche Fragen nach der Dauer der Behandlung, nach Zeitaufwand, Unterstützung durch Medikamente sowie nach dem Umgang mit Übergewicht.

4.1 Wirksame Behandlungsmethoden

In der Psychologie gibt es eine eigene Forschungsrichtung, die Therapieforschung. Sie ist ganz im Sinne der Betroffenen. Denn diese Fachleute beschäftigen sich damit, wie hierzulande und weltweit bestimmte Störungen behandelt werden und wie erfolgreich dies ist. Erfolgreich ist zum Beispiel eine Behandlungsmethode, die Betroffenen Erleichterung verschafft – allerdings nicht nur in ihrer akuten Phase, sondern auch dauerhaft. Die Therapieforschung bei der Essanfallsstörung hat gezeigt, dass Essanfälle mit unterschiedlichen Methoden wirksam behandelt werden können (Wilfley et al., 2003).

Schädliche Verhaltensweisen erkennen. Worum handelt es sich dabei? Es geht hierbei um Methoden der so genannten Interpersonellen Therapie. Das sind Therapien verschiedener Richtungen, denen gemeinsam ist, dass sie zwischenmenschliche Schwierigkeiten als hauptsächliche Ursachen von Essanfällen sehen. Folglich liegt der Schwerpunkt in der Behandlung auf dem Erkennen und Verändern der Verhaltensweisen, die im täglichen Umgang immer wieder zu Problemen mit anderen Personen führen. Weiter hat sich gezeigt, dass Behandlungsprogramme, die über eine regelmäßige, gesunde Ernährung eine Gewichtsabnahme (Gewichtsreduktionsprogramme) anstreben, ebenfalls die Häufigkeit von Essanfällen reduzieren können.

! Patienten mit einer Binge Eating Disorder kann in Gewichtsreduktionsprogrammen geholfen werden. Allerdings liegt die Hilfe nicht in der Gewichtsabnahme, sondern in der regelmäßigen und gesunden Ernährung und darin, dass die Häufigkeit der Essanfälle reduziert wird. Abnehmen können Betroffene erst, wenn die Essstörung erfolgreich behandelt wurde.

Bewältigungsstrategien erlernen. Am besten überprüft sind in der Therapieforschung verhaltenstherapeutische Behandlungsprogramme (auf denen auch dieses Patientenbuch gründet). Der Schwerpunkt der Behandlung liegt darauf, Auslöser von Essanfällen zu erkennen sowie neue Bewältigungsstrategien zu erlernen. Die Betroffenen üben diese neu erworbenen Verhaltensweisen im Alltag ein und überprüfen dabei immer wieder, ob sie wirksam sind oder ob sie ihren Bedürfnissen und ihrer Situation angepasst werden müssen. Neue Untersuchungen haben gezeigt, dass verhaltenstherapeutische Methoden in Einzelsitzungen, aber auch besonders gut in Gruppen zusammen mit anderen Betroffenen vermittelt werden können. Oft hilft es zu hören, wie diese mit ihren Essanfällen umgehen, welche Nöte und Probleme sie haben. Im Gespräch kann man sich gegenseitig stützen und gemeinsam geeignetere Verhaltensweisen erarbeiten. Nicht zuletzt motiviert es, von eigenen Erfolgserlebnissen berichten zu können.

Definition

Hilfe zur Selbsthilfe steht im Mittelpunkt der **Verhaltenstherapie**. Dabei erarbeiten Therapeut und Betroffener gemeinsam die Ursachen und Entstehungsgeschichte der Probleme. Anschließend erlernt der Betroffene Verhaltensweisen, die ihm zukünftig einen erfolgreichen Umgang mit diesen Schwierigkeiten ermöglichen sollen. Verhaltenstherapie wird im Allgemeinen von den Krankenkassen bezahlt.

Selbsthilfe oder Therapie? Verhaltenstherapeutische Strategien sind für die aktive Mitarbeit der Betroffenen konzipiert. Das hat den Vorteil, dass viele dieser Strategien auch allein von Betroffenen und ohne die Unterstützung eines Verhaltenstherapeuten zur erfolgreichen Bewältigung von Essanfällen angewendet werden können. In Kapitel 5 werden Sie eine Auswahl der wichtigsten Strategien kennenlernen, deren Wirksamkeit unsere Forschungsgruppe überprüft hat (Munsch et al., 2007). Sie können auf diese Strategien zurückgreifen, wenn Sie bei einem Verhaltenstherapeuten wegen Ihrer Essanfälle in Behandlung sind – aber ebenso gut auch dann, wenn Sie sich entschlossen haben, zunächst allein etwas gegen Ihre Essanfälle zu unternehmen (Selbsthilfe).

Und jetzt Sie: Haben Sie schon einmal darüber nachgedacht, sich an eine Fachperson, einen Psychotherapeuten, zu wenden? Vielen Menschen hilft es mehr, mit einem fachkundigen Unbeteiligten, dem sie vertrauen, über ihre Probleme zu sprechen, als zu versuchen, sich ganz allein zu behelfen. Denken Sie auch daran: Ein Therapeut ist an seine Schweigepflicht gebunden und verfügt sowohl über Erfahrung als auch über Fachwissen zu Ihrem Thema.

4.2 Wann ist die Zeit reif für eine Behandlung von Essanfällen?

In Kapitel 5 finden Sie Strategien, die Sie lernen und umsetzen können. Bevor Sie sie in Angriff nehmen, ist es wichtig, sich Gedanken darüber zu machen, ob jetzt der richtige Zeitpunkt für eine Behandlung ist. Die folgende Liste mit Voraussetzungen für eine erfolgreiche Bewältigung von Essstörungen soll Ihnen dabei helfen. Bitte seien Sie ehrlich zu sich selbst, und versuchen Sie nicht, auf Druck von anderen Personen eine Behandlung durchzuführen. Sie selbst müssen bereit sein, jetzt etwas gegen die Essanfälle zu unternehmen. Denn nur, wenn Sie es wirklich wollen, werden Sie auch das nötige Durchhaltevermögen aufbringen. Diesen Einsatz kann Ihnen niemand abnehmen.

Und jetzt Sie: Falls Sie feststellen, dass Sie die meisten Voraussetzungen für eine wirksame Behandlung mitbringen, steht fest: Die Zeit ist reif! Vielleicht haben Sie aber auch bemerkt, dass Sie einige Punkte nicht vorbehaltlos bejahen konnten. In diesem Fall ist es wichtig, dass Sie sich nochmals einige Gedanken dazu machen. Vielleicht denken Sie anschließend anders darüber.

Tabelle: Voraussetzungen für die Behandlung

Voraussetzungen	Wie sieht Ihre Situation aus?
Interessiert, motiviert?	▶ Sie wollen mehr über die Auslöser Ihrer Essanfälle erfahren. ▶ Sie möchten gern wissen, welches Vorgehen geeignet ist, um Essanfälle zu bewältigen, und welches Vorgehen sich ungünstig auswirkt. ▶ Sie sind bereit, sich mit sich und Ihren Schwierigkeiten auseinanderzusetzen. ▶ Sie sind bereit, auch unangenehme Gefühle auszuhalten, wenn es die wirksame Behandlung Ihrer Essprobleme unterstützt.
Leidensdruck?	▶ Das Erleben von Essanfällen belastet Sie spürbar in Ihrer Familie, in Ihrem Beruf, in Ihrer Partnerschaft, im Kontakt mit Ihren Kindern oder mit Freunden. ▶ Sie sind öfter traurig, ängstlich, fühlen sich hilflos, sind wütend auf sich oder frustriert, weil Sie die Essanfälle bisher nicht bewältigen konnten.
Zeit?	▶ Sie können täglich etwa eine Stunde für das Einüben und Umsetzen von neuen Verhaltensweisen aufwenden. ▶ Sie sind in der Lage, diese Behandlung regelmäßig über mindestens drei Monate selbst oder mit der Unterstützung eines Therapeuten durchzuführen.
Unterstützung?	▶ Ihre Umgebung unterstützt Ihren Entschluss.

Was noch im Wege steht. Bei den meisten Betroffenen gibt es Umstände, die eine Behandlung eher erschweren als erleichtern. Manchmal hat dies mit der Arbeit zu tun: Viele Betroffene sind beruflich stark eingespannt und sehen kaum Möglichkeiten, die neu erlernten Verhaltensweisen in den Alltag zu integrieren. Andere leiden zusätzlich zur Essstörung unter einer stark beeinträchtigten Stimmung oder unter intensiven Ängsten. Diese machen es ihnen oft unmöglich, ihre Essprobleme in Angriff zu nehmen, und müssen zuerst behandelt werden. Wieder andere sind zwar belastet durch das Erleben von Essanfällen, finden sich aber in ihrem Alltag gut zurecht und können sich zu diesem Zeitpunkt nicht vorstellen, viel Zeit und Energie in die Bewältigung der Essprobleme zu stecken.

Was zuerst behandeln? Falls neben den regelmäßigen Essanfällen noch andere psychische Schwierigkeiten bestehen, sollten Sie professionelle Hilfe in Anspruch nehmen. Um welche Schwierigkeiten kann es sich dabei handeln? Eine ganze Reihe von Betroffenen erlebt beispielsweise massive Ängste, eine stark ausgeprägte Traurigkeit, Unlust, Erschöpfung, Interesselosigkeit oder andere belastende Symptome. Ein Psychotherapeut kann mit Ihnen zusammen herausfinden, ob vielleicht eine Angst- oder eine depressive Störung vorliegt. Falls solche Angststörungen oder depressiven Störungen stark ausgeprägt sind, sollten sie zuerst behandelt werden. Denn sie können Ihr gesamtes Empfinden, Denken und Verhalten bestimmen und es Ihnen unmöglich machen, sich dem Essverhalten zu widmen. In einem solchen Fall sollten Sie die Ängste und Depressionen zuerst behandeln und erst in einem nächsten Schritt die Essanfälle bekämpfen. Sonst laufen Sie Gefahr, Ihre Energie an beiden Fronten aufzubrauchen und schlussendlich weder eine Besserung der Stimmung und Angst noch eine Besserung der Essanfälle zu erreichen.

Das Für und Wider meiner Teilnahme am Behandlungsprogramm

Name / Datum

....

Dafür spricht . . .

....

....

....

....

....

....

Dagegen spricht . . .

....

....

....

....

....

....

© Munsch: Das Leben verschlingen? Weinheim: Beltz PVU, 2007

Und jetzt Sie: Wie sieht es bei Ihnen aus? Bei fast allen Betroffenen gibt es Punkte, die für und gegen die Behandlung sprechen. Ich möchte Sie dazu einladen, Ihre Überlegungen auf einem Arbeitsblatt zusammenzufassen. Halten Sie schwarz auf weiß fest, was Sie aus Ihrer Sicht davon abhält, das Problem Essanfälle jetzt anzupacken, und was dafür spricht, jetzt etwas zu verändern. Bestimmt werden Sie danach klarer sehen.

Stehen Sie dahinter? Behalten Sie bei der Entscheidung immer im Hinterkopf, dass sie wirklich von Ihnen selbst kommen muss. Sie sind die Hauptperson, Sie wählen den Zeitpunkt und die Umstände. Das kann und darf Ihnen niemand abnehmen. Beachten Sie dabei auch die folgenden Punkte:

▶ Fangen Sie dann mit einer Behandlung an, wenn Sie das Gefühl haben, genügend Zeit investieren zu können.

▶ Entscheiden Sie sich nicht aufgrund von Druck aus Ihrer Umgebung (Familie, Freunde, Arbeit) für eine Behandlung. Überprüfen Sie, ob Sie eine Behandlung auch tatsächlich in Angriff nehmen wollen.

▶ Falls Sie sich unsicher fühlen, reden Sie mit Angehörigen darüber oder holen Sie professionellen Rat ein.

Und jetzt Sie: Unabhängig davon, wie Ihre Entscheidung aussieht: Scheuen Sie sich keinesfalls, Hilfe in Anspruch zu nehmen, wenn Sie sie nötig haben. Auch dieses Buch kann Sie in Ihrem Entschluss unterstützen – entweder jetzt oder später, wenn die Bedingungen für Sie günstiger sind und Sie Ihre Schwierigkeiten in Angriff nehmen können und wollen.

4.3 Die Rahmenbedingungen der Behandlung

Vielleicht haben Sie sich schon dazu entschieden, dass Sie jetzt konkret etwas gegen Ihre Essanfälle unternehmen wollen. Möglicherweise sind Sie jedoch auch noch unschlüssig. Unabhängig davon können Sie sich hier darüber informieren, wie die Formalitäten einer Behandlung aussehen.

Einen Therapeuten finden. Die Frage ist ebenso einfach wie grundlegend: Wie finden Sie einen Therapeuten, der zu Ihnen passt? Schließlich soll er qualifiziert sein, und Sie müssen ihm auch sehr persönliche Dinge wie Ängste und Sorgen, aber auch Hoffnungen und Wünsche anvertrauen können. Ein gewisses Vertrauensverhältnis ist also absolut notwendig. Es ist gut möglich, dass Sie verschiedene Therapeuten kennenlernen müssen, bis Sie jemanden gefunden haben, bei dem Sie sich wohl fühlen. Folgende Hinweise können Ihnen dabei helfen:

▶ Vom fachlichen Standpunkt her spielt es keine Rolle, ob Sie bei einem gleichgeschlechtlichen oder einem Therapeuten des anderen Geschlechts in Behandlung gehen. Falls Sie jedoch bereits wissen, dass Sie nur zu einem Mann oder nur zu einer Frau gehen wollen, dann folgen Sie ihrer Intuition.

▶ Überprüfen Sie Ihre Erwartungen an die Therapie bzw. an den Therapeuten. Sie haben nun schon viel über die wissenschaftlich gesicherten Behandlungsweisen gelesen. All diese Therapieformen (Kognitive Verhaltenstherapie, Interpersonelle Therapie, Gewichtsreduktion) sollen Sie zum Experten für den Umgang mit Essanfällen machen. Das heißt aber auch, dass Sie aktiv und regelmäßig mitarbeiten müssen. Die Behandlung wird Sie nicht „heilen", sondern Sie werden lernen, die Häufigkeit und die Stärke von Essanfällen zu verringern. Das Ziel besteht darin, dass mit der Zeit Essanfälle immer seltener und schwächer ausgeprägt auftreten.

▶ Sie können bei Ihrer Krankenkasse anrufen; üblicherweise werden dort Therapeutenlisten geführt. Oder Sie steuern im Internet Suchmaschinen beziehungsweise die Adressen an, die Sie auch im Anhang dieses Buches finden. Wenn Sie dann zur ersten Sitzung erscheinen, beantworten Sie sich die folgenden Fragen: Fühle ich mich wohl mit diesem Menschen? Werde ich mit ihm all das besprechen können, was möglicherweise meinen Essanfällen zugrunde liegt? Habe ich Vertrauen zu ihm und seinem Fachwissen? Kann ich akzeptieren, was er mir rät? Wenn Sie all das bejahen können, dann sind Sie aller Voraussicht nach gut bei ihm aufgehoben.

▶ Lassen Sie sich Zeit: Vielleicht sind Sie sich nach der ersten Sitzung noch nicht sicher, ob Sie bei diesem Therapeuten bleiben wollen. Geben Sie aber nicht auf, denn das ist normal. Überlegen Sie sich einmal, wie selten es vorkommt, dass Sie sich gleich beim ersten Kontakt mit einer fremden Person sicher sind, dieser Person sehr viel Persönliches anvertrauen zu können!

▶ Machen Sie ein paar Probesitzungen ab und entscheiden Sie dann gemeinsam mit dem Therapeuten, wie es weitergehen soll.

Bezahlung der Therapie. Nun kommt es darauf an, in welchem Land Sie leben. In Deutschland übernimmt im Regelfall die Krankenkasse die Kosten der Behandlung. Als Grundlage zur Beurteilung Ihres persönlichen Falles dient ihr dabei das Gutachten Ihres Therapeuten. Dieser fertigt es nach den ersten Sitzungen mit Ihnen an: wenn er Sie etwas besser kennt und Ihren Fall beurteilen kann. Falls er die Behandlung befürwortet, bezahlt die Krankenkasse alle erforderlichen Sitzungen. In der Schweiz gilt, dass psychologische Psychotherapie nur dann von den Krankenkassen bezahlt wird, wenn sie delegiert in einer Praxis eines Arztes oder einer ärztlichen Institution (Klinik oder Ambulatorium) durchgeführt wird. Ansonsten bezahlen die Krankenkassen einen

Tabelle: Vor- und Nachteile der verschiedenen Behandlungsarten

Behandlungsart	Vorteile	Nachteile
Einzelbehandlung	▶ Es ist mehr Zeit, um auf die Anliegen der einzelnen Person einzugehen. ▶ Das Tempo des Vorgehens kann auf die einzelne Person ausgerichtet werden.	▶ Ein Austausch mit anderen Betroffenen ist nicht möglich. ▶ Gewisse Verhaltensweisen können in der Gruppe besser eingeübt werden (z. B. Rollenspiel dazu, wie man sich besser durchsetzen kann).
Behandlung in der Gruppe	▶ „Ich bin nicht allein. Andere kennen diese Empfindungen auch." ▶ „Andere helfen mir, ich helfe anderen." ▶ Lernen am Modell: „Wenn andere das schaffen, kann ich das auch!"	▶ Das Tempo des Vorgehens richtet sich nach der Gesamtgruppe. ▶ Eigene Schwierigkeiten können nicht immer gleich intensiv bearbeitet werden. ▶ Die Auseinandersetzung mit anderen Betroffenen und deren Problemen kann belastend sein.

▶

Tabelle: Vor- und Nachteile der verschiedenen Behandlungsarten (Forts.)

Behandlungsart	Vorteile	Nachteile
Geleitete Selbst-hilfe durch Bücher	▶ Es ist möglich, Probleme mit Hilfe eines Buchs aus eigener Kraft bewältigen zu können. ▶ Man kann im eigenen Tempo vorgehen.	▶ Es gibt keine konkrete Unter-stützung durch andere Betroffene oder Fachkräfte, die Essanfälle und deren wirk-same Behandlung kennen.
Selbsthilfe-gruppe	▶ Der Austausch mit der Gruppe ist förderlich. ▶ Probleme kön-nen gemeinsam besser gelöst werden.	▶ Falls die Gruppe mit der Problem-lösung überfor-dert ist, muss von außen Hilfe ange-fordert werden, was länger dauern kann.

individuell unterschiedlichen Beitrag an den Gesamtkosten der Psychotherapie. Sprechen Sie mit dem Therapeuten über die Kostendeckung. Er wird Sie informieren und beraten können.

Allein oder in der Gruppe. Nun steht die nächste Entscheidung an: Es liegt ganz bei Ihnen – Sie können Ihre Essanfälle unter therapeutischer Begleitung allein oder auch in der Gruppe an-gehen. Die Form der Behandlung hängt davon ab, welche Ange-bote für Sie verfügbar und erreichbar sind – und natürlich da-von, was Ihnen eher zusagt. Informieren Sie sich mit Hilfe der oben stehenden Tabelle über die Vor- und Nachteile verschie-dener Behandlungsarten.

Und jetzt Sie: Welche Merkmale der unterschiedlichen Behandlungsarten sind für Sie wichtig? Einige Betroffene scheuen sich zum Beispiel aus Schüchternheit, in eine Gruppe zu gehen. Falls dies auch für Sie zutrifft, möchte ich Sie dennoch dazu anregen, der Behandlung in Gruppen eine Chance zu geben! Unsere Erfahrung hat gezeigt, dass das gemeinsame Lösen von Problemen für viele Patienten zum Wertvollsten gehörte, was sie bei der Bewältigung ihrer Essstörung erlebt haben. Sie bemerkten, dass sie nicht allein mit ihren Nöten waren und dass es vielen anderen ähnlich erging. Das ist oft ein wertvoller Antrieb, die Therapie fortzusetzen.

4.4 Wie häufig findet eine Behandlung statt und wie lange dauert sie?

Verhaltenstherapeutische Behandlungen regelmäßiger Essanfälle finden üblicherweise wöchentlich statt. Eine Sitzung dauert zwischen einer (Einzelsitzungen) und eineinhalb Stunden (Gruppensitzungen). Die ganze Behandlung erstreckt sich über einen Zeitraum von drei Monaten bis zu einem halben Jahr. Möglicherweise werden Sie zunächst wöchentlich in die Behandlung kommen und später, wenn die Symptome zurückgegangen sind, nicht mehr so häufig, sondern zum Beispiel nur noch alle zwei bis vier Wochen.

Täglicher Zeitaufwand. Zwischen den Sitzungen werden Sie sich täglich damit beschäftigen, Auslöser erkennen und Essanfälle bewältigen zu lernen. Wie bereits erwähnt wird Sie dieses Vorgehen täglich etwa eine Stunde lang beanspruchen; doch Sie werden im Laufe der Zeit feststellen, dass Sie immer weniger Zeit dafür aufwenden müssen. Das kommt daher, dass Ihnen die neuen Verhaltensweisen allmählich in Fleisch und Blut übergehen und Sie nicht mehr so viel darüber nachdenken müssen. Ein erster Schritt zur Besserung also!

Zeitlicher Rahmen der Behandlung
▶ Die Behandlung bei einem Verhaltenstherapeuten findet einmal wöchentlich statt.
▶ Eine Sitzung dauert zwischen 60 und 90 Minuten.
▶ Die Behandlung dauert etwa drei bis sechs Monate.
▶ Der Zeitaufwand, um das Gelernte im Alltag einzuüben, beträgt etwa eine Stunde pro Tag.

4.5 Welche Rolle spielen Medikamente bei der Behandlung regelmäßiger Essanfälle?

Untersuchungen zur Behandlung der Binge Eating Disorder mit Medikamenten haben gezeigt, dass sich die Häufigkeit von Essanfällen auch unter der Gabe von Antidepressiva reduzieren lässt. Manche Betroffene haben eine Scheu vor Antidepressiva, weil sie von Nebenwirkungen gehört haben. Heute ist die Forschung aber so weit, dass Nebenwirkungen sehr reduziert werden konnten und gegebenenfalls auch Alternativen zur Verfügung stehen. Ein solcher Einsatz von Antidepressiva kann vor allem dann hilfreich sein, wenn zusätzlich zur Essstörung noch eine Depression vorliegt. Dann wird Ihnen Ihr Therapeut möglicherweise eines dieser Medikamente verschreiben. Es kann Ihnen helfen, die Depression in den Griff zu bekommen. Dann können Sie sich auch Ihrer Essstörung besser widmen.

Über den langfristigen Verlauf von Essanfällen, die mit Medikamenten behandelt werden, gibt es noch keine gesicherten Erkenntnisse. Aufgrund des aktuellen Forschungsstands wird allerdings deutlich, dass auch dann – selbst wenn mit Medikamenten die Behandlung unterstützt werden kann – eine Veränderung grundlegender Verhaltensmuster im Alltag durch die Betroffenen selbst unbedingt notwendig ist. Medikamente können eine Verhaltensänderung nicht ersetzen.

Definition

Ein **Antidepressivum** ist ein Medikament, das sich auf die Stimmung auswirkt und diese verbessert. Antidepressiva werden vor allem zur Behandlung von Depressionen eingesetzt, kommen aber manchmal auch bei Angst- oder Schlafstörungen und bei manchen Essstörungen zum Einsatz.

Zusammengefasst gilt aufgrund aktueller wissenschaftlicher Befunde (National Institute of Health and Clinical Excellence, www.nice.org.uk/) der Einsatz von Psychopharmaka bei der Binge Eating Disorder nicht als Therapie der Wahl, sondern wird nur vorgeschlagen zur Behandlung vorliegender zusätzlicher psychischer Störungen. Die Therapie der Wahl ist langfristig die kognitive Verhaltenstherapie der Essanfälle, die auch diesem Buch zugrunde liegt.

Und jetzt Sie: Wissen Sie, wann eine Behandlung mit Psychopharmaka sinnvoll sein kann? Notieren Sie doch auf einem Extrazettel Ihre Fragen, die Sie beim nächsten Besuch bei Ihrem Arzt oder Therapeuten klären möchten.

4.6 Übergewicht: Was nun?

Es wurde bereits erwähnt: Viele Betroffene mit regelmäßigen Essanfällen leiden zusätzlich unter Übergewicht. Bei den meisten dieser Betroffenen ist der Wunsch abzunehmen mindestens ebenso ausgeprägt wie der Wunsch, etwas gegen die Essanfälle zu unternehmen: Sie haben Schwierigkeiten, ihren Körper zu akzeptieren, und gefallen sich nicht. Der Frust über das Übergewicht mündet oft genug in einen neuerlichen Essanfall. **Druck vom Umfeld.** Insbesondere das persönliche Umfeld reagiert stark auf das Gewicht der Betroffenen. Leichtfertig wird oft der Erfolg der Behandlung am Gewicht des Betroffenen gemessen. Viele der Betroffenen, die zur Behandlung kommen, stehen unter diesem Druck. Deshalb sei hier nochmals betont: Wissenschaftliche Untersuchungen und die vielfältige Arbeit mit Betroffenen haben es gezeigt – Essanfälle reduzieren geht vor Abnehmen, wenn jemand unter beidem leidet (Wilfley et al., 2003; Munsch et al., 2007).

! Eine Gewichtsabnahme kann erst im Anschluss an die erfolgreiche Behandlung der Essanfälle angestrebt werden: Die meisten Betroffenen wären damit überfordert, beide Ziele gleichzeitig anzupeilen. Sie haben langfristig weniger Erfolg, wenn sie beides zur gleichen Zeit angehen. Zudem hat sich gezeigt, dass die Behandlung der Essanfälle die Voraussetzung für eine langfristige Reduktion des Körpergewichts darstellt. Ganz ähnlich ist es ja auch ratsam, den Muskelaufbau erst dann voranzutreiben, wenn z.B. ein Beinbruch ausgeheilt ist.

Hinweis für Angehörige. Sie besprechen mit Ihrem betroffenen Angehörigen das Thema? Und Ihr Angehöriger leidet zusätzlich zu den Essanfällen unter Übergewicht? Falls Sie diese Frage bejahen können, ist es besonders wichtig, dass auch Sie sich mit diesem Thema befassen. Wenn Sie wissen, dass vorrangig die Essstörung behandelt werden muss und das Verringern des Körpergewichts erst nachfolgend ein Behandlungsziel darstellt,

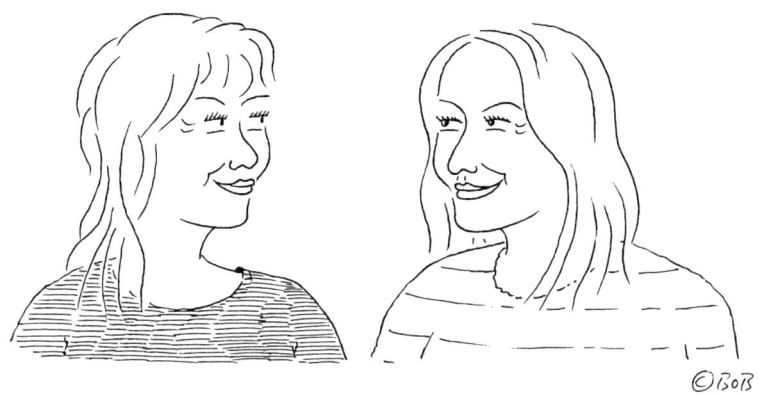

können Sie Ihren Angehörigen viel besser mit Rat und Tat unterstützen. Den Erfolg der Behandlung der Essanfallsstörung können Sie nicht am Gewicht ablesen, sondern daran, wie oft und stark bei Ihrem Angehörigen Essanfälle noch auftreten. Sprechen Sie mit Ihrem Angehörigen darüber und entlasten Sie ihn von dem Druck, alles gleichzeitig erreichen zu müssen – die Besserung der Essanfälle und das Verringern des Körpergewichts! Erst wenn über eine lange Phase eine dauerhafte Besserung bezüglich der Essstörung eingetreten ist (über mindestens drei Monate), sollte sich Ihr Angehöriger mit dem Gedanken beschäftigen, wie er sein Körpergewicht stabilisieren oder gegebenenfalls reduzieren könnte.

Und jetzt Sie: Die meisten Betroffenen glauben, dass sie ihre Essanfälle nur dann erfolgreich bewältigen, wenn sie gleichzeitig auch abnehmen. Sprechen Sie mit Ihrem Umfeld, Ihren Angehörigen darüber, dass diese Annahme nicht richtig ist und dass sie die Behandlung sogar noch erschwert. Geben Sie Ihren Angehörigen doch einmal den obigen Abschnitt aus dem Buch zu lesen.

Keine Angst vor Rückschlägen. Betroffene, die das Ziel haben, langfristig Gewicht abzunehmen, und nicht wissen oder auch nicht akzeptieren können, dass dies vorerst nicht möglich ist, werden das Gefühl haben, sie hätten versagt, auch wenn die Essanfälle zurückgehen. Trotz des Erfolgs wächst der Frust erneut, und erlernte Verhaltensweisen werden wieder aufgegeben, weil die Betroffenen denken: Es hilft ja doch nichts, ich bleibe füllig – warum soll ich mich also weiter bemühen? Kein Wunder, dass dann häufig alte, schädliche Verhaltensmuster wiederaufgenommen werden. Und schon ist der Rückfall da. Hüten Sie sich vor solchen Denkfallen. Sie müssen wissen, dass Schwierigkeiten und Rückschritte zu Veränderungen gehören wie Sturm zur See. Kalkulieren Sie das von Beginn an mit ein. Dann ist die Enttäuschung nicht so groß, und Sie verlieren nicht den Mut.

5 Die Behandlung: Auslöser erkennen und Essanfälle bewältigen lernen

In diesem Kapitel finden Sie konkrete Hinweise, wie Sie Essanfälle verhindern und bewältigen lernen können. Es werden Strategien vorgestellt, die sich aufgrund unserer Forschung als wirksam erwiesen haben: Sie können Ihnen dabei helfen, Essanfälle zu reduzieren oder sogar ganz zu vermeiden. Begleitend zu den Strategien finden Sie hier auch Arbeitsblätter, die Ihnen bei Ihrer Verhaltensänderung ebenfalls nützlich sein könnten. Folgende Inhalte finden Sie in diesem Kapitel:

► Grundlegende Überlegungen zu verhaltenstherapeutischen Strategien;
► Hinweise zur Selbstbeobachtung des Essverhaltens;
► Tipps, wie Sie sich eigene Ziele setzen;
► Instruktionen zur Einführung regelmäßiger Mahlzeiten: warum und wie?
► Vorschläge, wie Sie Auslöser und aufrechterhaltende Bedingungen von Essanfällen erkennen und bewältigen lernen.

5.1 Allgemeines Vorgehen mit Hilfe von verhaltenstherapeutischen Strategien

Wenn Sie sich dazu entschlossen haben, Ihre Essanfälle behandeln zu lassen, können verschiedene Strategien zum Einsatz kommen. Eine Strategie ist eine Schrittfolge, mit der man ein bestimmtes Ziel erreichen möchte – wie ein Rezept, das man

Schritt für Schritt befolgt, um ein Gericht zu kochen. Die Grundlage und die Abfolge beim Erlernen neuer Verhaltensweisen sind damit vergleichbar und bauen auf dem Ablaufmuster auf, das die Abbildung zeigt.

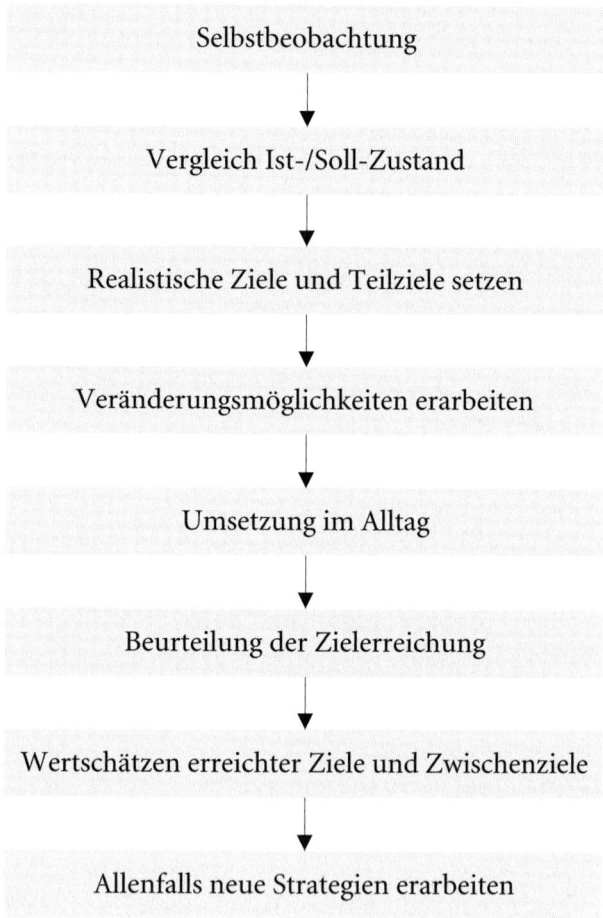

Abbildung: Das grundlegende Ablaufmuster verhaltenstherapeutischer Strategien

! In der Verhaltenstherapie wird Schritt für Schritt vorgegangen. Zunächst wird das Verhalten, das verändert werden soll, beobachtet. Es gibt einen Ist-Zustand (also das, was Sie im Moment erleben) und einen Soll-Zustand (also das, was Sie erreichen wollen). Der Ist-Zustand wird mit dem Soll-Zustand verglichen, also damit, in welche Richtung Sie Ihr Problem verändern wollen. Danach erarbeiten und legen Sie die Ziele fest. Erst anschließend überlegen Sie geeignete neue Verhaltensweisen oder Strategien, die das Problem verändern sollen. Immer, wenn Sie einen Veränderungsversuch unternommen haben, beurteilen Sie, ob Sie das angestrebte Zwischenziel oder Ziel auch erreicht haben. Anschließend erarbeiten Sie, falls nötig, neue Strategien. Wichtig ist, dass Sie sich auch selbst dafür würdigen, dass Sie diese Anstrengung unternehmen, und sich belohnen. Treffen Sie sich mit Freunden, schenken Sie sich einen Kinoabend oder tun Sie sich sonst etwas Gutes!

Aller Anfang ist schwer. Vielleicht fragen Sie sich angesichts der Grafik, wie eine solche Abfolge in Ihrem Alltag aussehen kann. Das klingt zunächst noch sehr abstrakt und scheint nichts mit Ihnen zu tun zu haben. Vielleicht sind Sie auch etwas verunsichert und wissen nicht, ob Sie das wirklich schaffen. Zu Beginn werden Sie tatsächlich Zeit brauchen, um sich an ein solches Prozedere Schritt für Schritt zu halten. Viele Betroffene berichten, dass das Vorgehen mit der Zeit automatisch abläuft. Es wird auch Sie nicht mehr so sehr beanspruchen wie am Anfang. Möglicherweise werden Sie es später sogar auf andere Bereiche in Ihrem Leben übertragen, die gar nichts mit Essproblemen zu tun haben, weil es so einleuchtend und klar strukturiert ist.

Hinweis für Angehörige. So hat das Vorgehen auch schon Angehörigen geholfen, die es sich „klammheimlich" angeeignet haben. Sehen auch Sie sich die Grafik an und verinnerlichen Sie sie, um Ihren betroffenen Angehörigen besser zu unterstützen. Sie werden sehen, es ist nicht so schwer. Wenn Sie die Vorgehensweise erst einmal erkannt haben, dann lässt sie sich auf viele verschiedene Bereiche übertragen. Nicht nur für Sie ist es nützlich, wenn Sie sich mit dem Vorgehen in der Verhaltenstherapie auseinandersetzen, sondern auch für Ihren Angehörigen. Vielleicht können Sie ihm in Zeiten helfen, in denen er sich nicht selbst motivieren kann und in denen er glaubt, dass er es nicht schaffen wird. Folgendes Beispiel einer Betroffenen ist dazu geeignet, das schrittweise Vorgehen in der Verhaltenstherapie aufzuzeigen.

Ein Beispiel: Der Lohn der Anstrengung. Frau Z. berichtet: „Zu Beginn hatte ich Mühe damit, mein eigenes Essverhalten zu beobachten. Einerseits hatte ich neben der Kinderbetreuung und meinem Beruf wirklich wenig Zeit, andererseits wollte ich mir eigentlich auch gar nicht darüber klar werden, was bei mir abläuft. Die Selbstbeobachtung meines Essverhaltens habe ich so lange wie möglich hinausgeschoben. Irgendwann einmal habe ich dann doch einen Versuch gemacht. Es war tatsächlich anstrengend und auch unangenehm, mich mit meinen Problemen auseinanderzusetzen.

Andererseits habe ich gelernt, dass ich früher viele kleine Dinge in meinem Alltag, die manchmal vor einem Essanfall auftraten, gar nicht wahrgenommen hatte. Für mich kamen die Essanfälle immer wie aus dem Nichts heraus. Aufgrund der Selbstbeobachtung habe ich dann erkannt, was ich verändern will. Ich will unbedingt anders mit Stress umgehen lernen. Es ist mir nämlich aufgefallen, dass ich immer, wenn ich

▶

Stress mit den Kindern hatte und mein Mann abends länger wegblieb, Essanfälle hatte (Vergleich Ist-/Soll-Zustand). Ich habe mir als Ziel gesetzt, mindestens einen Essanfall in der Woche zu vermeiden. Um das zu schaffen, habe ich Strategien erarbeitet, die mir helfen, mich auch ohne Essen für meine Anstrengung oder Leistung zu belohnen. Ich habe es tatsächlich geschafft, mir eine kleine Liste zu machen mit Dingen, die ich tun kann, um mich zu entspannen (zum Beispiel ein heißes Bad einlaufen lassen, Zeitung lesen, malen), und Dingen, die ich tun kann, um mich zu belohnen (wieder mehr ausgehen, eine CD kaufen, Tee kochen und gemütlich auf dem Sofa trinken usw.) (Veränderungsmöglichkeiten erarbeiten).

Ich versuchte, immer wenn ich diese Lust auf Essen verspürte, diese neuen Strategien einzusetzen (Umsetzung im Alltag). Es hat natürlich nicht immer geklappt. Aber ich habe mir immer wieder vor Augen gehalten, wie viel sich schon verändert hat und wohin ich noch will, und ich habe versucht, neue Strategien anzuwenden (Beurteilung der Zielerreichung; Allenfalls neue Strategien erarbeiten). Ich habe auch gelernt, mich nicht nur dann zu belohnen, wenn ich mein Ziel ganz erreicht habe, sondern auch dann, wenn ich einen Schritt in die richtige Richtung gemacht habe. Das tat gut (Wertschätzen erreichter Ziele und Zwischenziele)."

5.2 Selbstbeobachtung des Essverhaltens

Da Sie dieses Kapitel lesen, sind Sie offenbar bereits dabei, etwas zu verändern. Dazu möchte ich Ihnen gratulieren und Sie ermuntern, die Lektüre fortzusetzen. Sie sind auf dem richtigen Weg. Bleiben Sie dabei!

! Ich habe die Erfahrung gemacht, dass Betroffene genau darüber informiert werden möchten, warum sie etwas tun sollen. Erst im Anschluss daran steht das Wie im Vordergrund. Im Folgenden, wenn Vorschläge zur Bewältigung von Essanfällen gemacht werden, werden Sie immer die Unterteilung in das Warum und das Wie finden. Solchermaßen informiert werden Sie die Maßnahmen besser nachvollziehen und verstehen können.

Warum sich selbst beobachten?

Geht es Ihnen auch so? Vielen Betroffenen bereitet es Mühe, sich zur Selbstbeobachtung des Essverhaltens zu motivieren. Dies ist verständlich, denn sie ist zeitaufwendig und erfordert auch erste Veränderungen im Alltag, die nicht immer einfach zu bewerkstelligen sind. Sie sollten sich aber nicht davon abschrecken lassen. Denn die Gründe, die für diesen Aufwand sprechen, sind einleuchtend:

► Sobald Sie Ihr Essverhalten beobachten, läuft es nicht mehr ohne Ihre Kontrolle (also nicht mehr automatisch) ab. Sie erleben plötzlich, dass Sie es ja doch steuern können. Dies ist eine wichtige Erfahrung.

► Sie beobachten und erfassen das problematische Essverhalten genau und können aufgrund dieser Beobachtungen geeignete Gegenstrategien erarbeiten. Sie entwickeln das Gefühl, Ihren Essanfällen nicht mehr hilflos ausgeliefert zu sein.

Die Selbstbeobachtung des Essverhaltens ist die Grundlage für die Bewältigung von Essanfällen. Sie liefert Ihnen wichtige Informationen über die Essprobleme und hilft auch schon ein erstes Mal, Kontrolle über das Essverhalten aufzubauen. Übrigens berichten einige Betroffene, dass die Essanfälle während der Selbstbeobachtung weniger häufig auftraten. Probieren Sie es aus: Sicherlich wird es Ihnen ebenso gehen, und das ist ja schon ein erstes Erfolgserlebnis.

Und jetzt Sie: Legen Sie das Buch ruhig einmal beiseite und denken Sie noch einmal darüber nach. Der erste Schritt zu veränderten Essgewohnheiten ist, sich das eigene Essverhalten bewusst zu machen. Beantworten Sie sich Fragen wie die folgenden: Wie essen Sie? Wann? Unter welchen Umständen? Und was? Die Antworten werden Ihnen mehr über Ihr Essverhalten verraten.

Wie sich selbst beobachten?

Sind Sie überzeugt oder haben Sie noch Zweifel? Falls Sie noch nicht ganz sicher sind, ob Sie diese erste Strategie wirklich an-

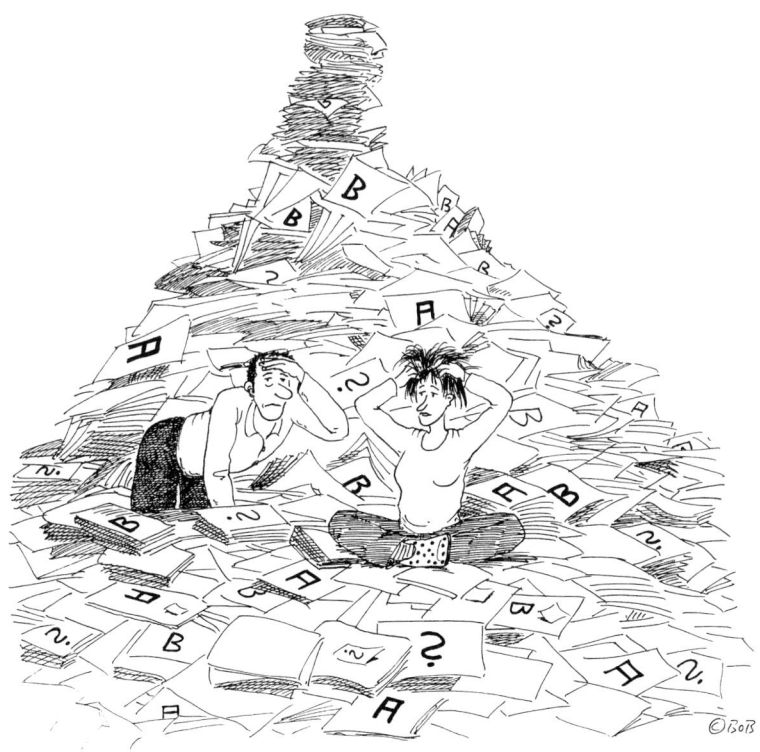

wenden wollen oder können, schlagen wir Ihnen Folgendes vor: Lesen Sie sich durch, was sich hinter der Selbstbeobachtung des Essverhaltens im Alltag verbirgt, und machen Sie die Probe aufs Exempel: Versuchen Sie es einmal an drei Tagen der Woche damit, und bewerten Sie anschließend Aufwand und Ertrag.

Protokoll führen. Im Folgenden finden Sie das Beispiel eines Selbstbeobachtungsprotokolls, das Sie als Grundlage benützen können; Sie können sich aber ebenso gut auch Ihr eigenes anfertigen. Bitte berücksichtigen Sie bei der Selbstbeobachtung des Essverhaltens auch dies:

► Nehmen Sie das Protokoll überallhin mit und schreiben Sie nach dem Verzehr so bald wie möglich auf, was Sie gegessen haben. Später könnten Sie sich nicht mehr so gut daran erinnern, in welcher Situation Sie was gegessen haben.

► Verwenden Sie für jeden Tag ein neues Protokollblatt.

► In Spalte 1 notieren Sie die *Uhrzeit*, zu der Sie etwas gegessen haben.

► In Spalte 2 schreiben Sie auf, *was* Sie genau gegessen und getrunken haben. Es geht nicht darum, den Kaloriengehalt zu notieren, sondern möglichst genau die Menge und Art der Nahrungsmittel, die Sie gegessen haben, festzuhalten. Machen Sie Ihren Eintrag, sobald Sie etwas gegessen oder getrunken haben. Ihr Gedächtnis täuscht Sie schon wenige Stunden später.

► In Spalte 3 notieren Sie, *wo* Sie gegessen haben. Wenn Sie sich zu Hause aufhalten, schreiben Sie bitte auf, in welchem Zimmer Sie waren.

► In Spalte 4 halten Sie fest, ob es sich um einen *Essanfall* handelte (große Mengen in kurzer Zeit; Gefühl, keine Kontrolle mehr zu haben, wahllos durcheinander und schnell essen bis zu unangenehmem Völlegefühl). Wenn Sie einen Essanfall hatten, vermerken Sie einen Stern.

Datum .... Wochentag ....

Uhrzeit	Lebensmittel und Getränke	Ort	Essanfall	Erbrechen oder andere Gegen-maßnahmen	Gefühle und Gedanken		
					vorher	während	nachher

▶ In Spalte 5 notieren Sie, ob Sie nach dem Essen oder nach dem Essanfall *Gegenmaßnahmen* eingeleitet haben, also ob Sie erbrochen oder Abführ- bzw. Entwässerungsmedikamente eingenommen haben usw.

▶ In den Spalten 6, 7 und 8 halten Sie fest, welche *Gedanken und Gefühle* Sie *vor, während und nach dem Essen* hatten. Wenn Sie an diesem Tag wichtige Ereignisse oder intensive Gefühle erlebt haben, tragen Sie diese bitte auch hier ein. Tun Sie dies auch, wenn Sie nicht glauben, dass es einen Zusammenhang mit Ihrem Essverhalten gibt.

Und jetzt Sie: Orientieren Sie sich! Wissen Sie, an welcher Stelle im grundlegenden Ablaufmuster verhaltenstherapeutischer Strategien (siehe Kapitel 5.1) Sie sich nun befinden? Viele Betroffene erleben es als hilfreich, sich orientieren zu können – versuchen Sie es und sehen Sie sich die Grafik an: Den ersten Schritt haben Sie nun schon getan!

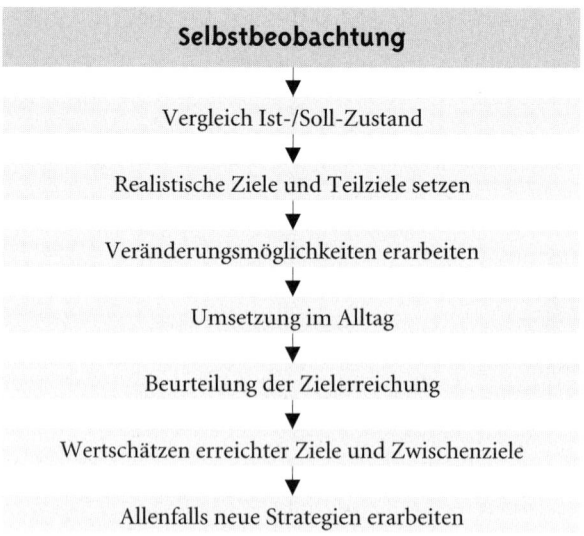

Selbstbeobachtung
↓
Vergleich Ist-/Soll-Zustand
↓
Realistische Ziele und Teilziele setzen
↓
Veränderungsmöglichkeiten erarbeiten
↓
Umsetzung im Alltag
↓
Beurteilung der Zielerreichung
↓
Wertschätzen erreichter Ziele und Zwischenziele
↓
Allenfalls neue Strategien erarbeiten

5.3 Ziele setzen

Wie geht es weiter? Aufgrund der Informationen, die Sie mit der Selbstbeobachtung des Essverhaltens gesammelt haben, kann nun ein Vergleich des Ist-Zustands mit dem Soll-Zustand erfolgen. Was heißt das? Bitte überlegen Sie sich anhand der angefertigten Selbstbeobachtungsprotokolle, wie Ihr Essverhalten im Moment aussieht, und denken Sie darüber nach, wie es einmal aussehen soll. Übrigens: Nun befinden Sie sich auf der Stufe „Vergleich Ist-/Soll-Zustand"/„Realistische Ziele und Teilziele setzen" im Ablauf verhaltenstherapeutischer Interventionen.

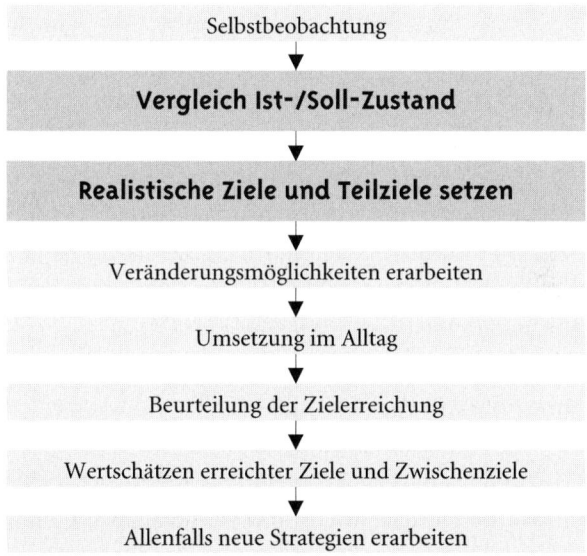

Gesundes Essverhalten
Wenn Sie gesund essen lernen möchten, sollte Sie zunächst die folgenden Grundregeln beherzigen: Erstellen Sie einen Mahlzeitenplan und essen Sie regelmäßig. Sie sollten drei Mahlzeiten und zwei Zwischenmahlzeiten pro Tag einneh-

men. Zwischen den Mahlzeiten sollten nicht mehr als drei Stunden liegen. Essen Sie in einer angenehmen Umgebung. Tragen Sie während des Essens möglichst keine Konflikte aus. Versuchen Sie, „ausschließlich" zu essen.

Essen Sie auch nicht zwischen Tür und Angel oder im Stehen. Setzen Sie sich zu jeder noch so kleinen Mahlzeit an den Tisch – wenn Sie zu Hause sind, sollte der Ort stets derselbe sein –, nehmen Sie die Speisen gegebenenfalls aus der Verpackung und richten Sie sie auf einem Teller an. Tun Sie neben dem Essen nichts anderes, damit Sie sehen, riechen und schmecken können, was Sie essen. Schalten Sie Störquellen wie Radio oder Fernseher aus und lassen Sie auch jedwede Lektüre beiseite. Und nun konzentrieren Sie sich ganz auf Ihre Mahlzeit. Kauen Sie jeden Bissen gründlich. Versuchen Sie, Hast und Eile für die Dauer der Mahlzeit außen vor zu lassen. Hören Sie auf Ihren Körper: Wann sagt er Ihnen, dass er keinen Hunger mehr hat? Auch wenn es Ihnen schwer fällt, weil Sie lange nicht mehr darauf geachtet haben: Lauschen Sie in sich hinein, und hören Sie auf Ihren Bauch. Sobald er Ihnen sagt, dass er satt ist, legen Sie Messer und Gabel beiseite. Nun haben Sie genug gegessen.

Manchen Betroffenen fällt es schwer, Hunger und Sättigung zu empfinden. Falls Sie Schwierigkeiten haben, zu spüren, wann Sie satt sind, empfehlen wir Ihnen folgendes Vorgehen: Wenn Sie allein essen, stellen Sie einen Wecker, der alle fünf Minuten läutet, oder schauen Sie auf die Uhr. Fragen Sie sich dann, ob Sie noch hungrig sind, und legen Sie eine Essenspause ein. Essen Sie erst nach Ablauf von drei Minuten weiter, wenn Sie noch hungrig sind. So lernen Sie mit der Zeit, Ihren Hunger von Ihrer persönlichen Sättigungsschwelle zu unterscheiden.

Hinweis für Angehörige. Unterstützen Sie Ihren betroffenen Angehörigen bitte nach Kräften bei der Veränderung seiner Essgewohnheiten. Wenn Sie gemeinsam essen, achten Sie auf die Einhaltung der oben erwähnten Grundregeln. Diese Regeln können auch Ihnen helfen, sich wieder auf ein gesundes, bewusstes und genussreiches Essen zu konzentrieren. Denn auch wenn Sie kein Essproblem haben: Die meisten Menschen essen oftmals schnell und unbedacht, ohne zu genießen und während des Essens angenehme soziale Kontakte zu pflegen. Machen Sie es daher Ihrem Angehlöigen so leicht wie möglich, und übernehmen auch Sie dieses Essverhalten. Damit zeigen Sie ihm, dass gesundes Essverhalten möglich ist – und dass Sie ihn unterstützen möchten und hinter ihm stehen. Auch das ist eine wertvolle Hilfe.

Warum Ziele setzen?

Vielleicht kennen Sie das vom Wandern: Wenn Ihnen ein Weg fremd ist und Sie sich schon einmal verlaufen haben, werden Sie eine Wanderkarte mitnehmen. Darauf suchen Sie sich auf dem Weg zu Ihrem Endpunkt ein Zwischenziel aus, das Sie beherzt ansteuern. Wenn Sie dieses erreicht haben, visieren Sie von dort aus den nächsten Wegpunkt an – und immer so weiter, bis Sie Ihr endgültiges Ziel erreicht haben.

! Auf Ihrem Weg zu einem veränderten Essverhalten setzen auch Sie sich Ziele und Zwischenziele, um Ihr Vorgehen zu überprüfen – aber auch, um kleine Erfolge zu erkennen und sich daran zu freuen. Denn jedes erreichte Ziel haben Sie sich erkämpft. Das spornt Sie an und motiviert Sie, am Ball zu bleiben.

Ziele als Wegweiser. Das Setzen persönlicher Ziele ist aus verschiedenen Gründen wichtig. Ziele, die Sie formuliert haben, sind die Wegweiser, die Ihnen selbst bei Schwierigkeiten die Richtung anzeigen, in die Sie gehen wollen. Sie helfen Ihnen auch, Ihren Blick in die Zukunft zu richten und sich nicht länger als notwendig mit Schwierigkeiten oder Problemen aus der Vergangenheit aufzuhalten. Zudem dienen sie Ihnen als Feedbackmöglichkeit, was besonders wichtig ist, wenn Sie allein und ohne fremde Hilfe Ihre Essanfälle bewältigen wollen. Weiter rufen Ihnen Ziele und Teilziele in Erinnerung, dass Veränderungen immer schrittweise entstehen. Jede andere Erwartung ist unrealistisch und kann eine Bewältigung von Essanfällen behindern. Auch beim Wandern geht es schließlich Schritt für Schritt voran – bis Sie irgendwann Ihren nächsten Wegpunkt oder sogar das Endziel erreicht haben.

Wie Ziele setzen?

Um Ziele festlegen zu können, müssen wir bereit sein, Prioritäten zu setzen. Das bedeutet, dass wir manche Dinge tun und manche Dinge lassen wollen. Das ist gar nicht so einfach. Aber es lohnt sich. Auf dem folgenden Arbeitsblatt finden Sie ein Beispiel, wie Ziele festgelegt werden können. Auf der Blankovorlage, die im Anschluss daran abgedruckt ist, können Sie Ihre eigenen Ziele festlegen.

Und jetzt Sie: Manche Betroffene möchten nicht direkt in das Buch schreiben und machen sich in einem Kopierladen Kopien von den Arbeitsblättern, die sie hier finden. Andere wiederum kommen besser damit zurecht, wenn sie ihre Notizen direkt im Buch festhalten – das finden sie verbindlicher. Wie möchten Sie es halten?

Ziele setzen und erreichen – auf dem Weg zum Bewältigen von Essanfällen . . .

Ziel

Ich habe nur noch ab und zu (ca. alle drei Wochen) einen Essanfall. Normalerweise kann ich Essanfälle bewältigen und mich dafür loben und belohnen!

2

Ich kenne die Risikosituationen, in denen bei mir Essanfälle auftreten, und kann diese meistens vermeiden. Falls doch Essanfälle auftreten, kann ich sie meistens unterbrechen.

1

Ich erkenne immer mehr Auslöser von Essanfällen und kann manchmal verhindern, dass ein Essanfall auftritt.

-1

Essanfälle kommen täglich wie aus heiterem Himmel über mich; ich fühle mich ihnen ausgeliefert.

–1: „Als mein Problem schwerwiegender war als jetzt"; 1 und 2 sind Stationen auf dem Weg von –1 zum angestrebten Endzustand (Ziel).

© Munsch: Das Leben verschlingen? Weinheim: Beltz PVU, 2007

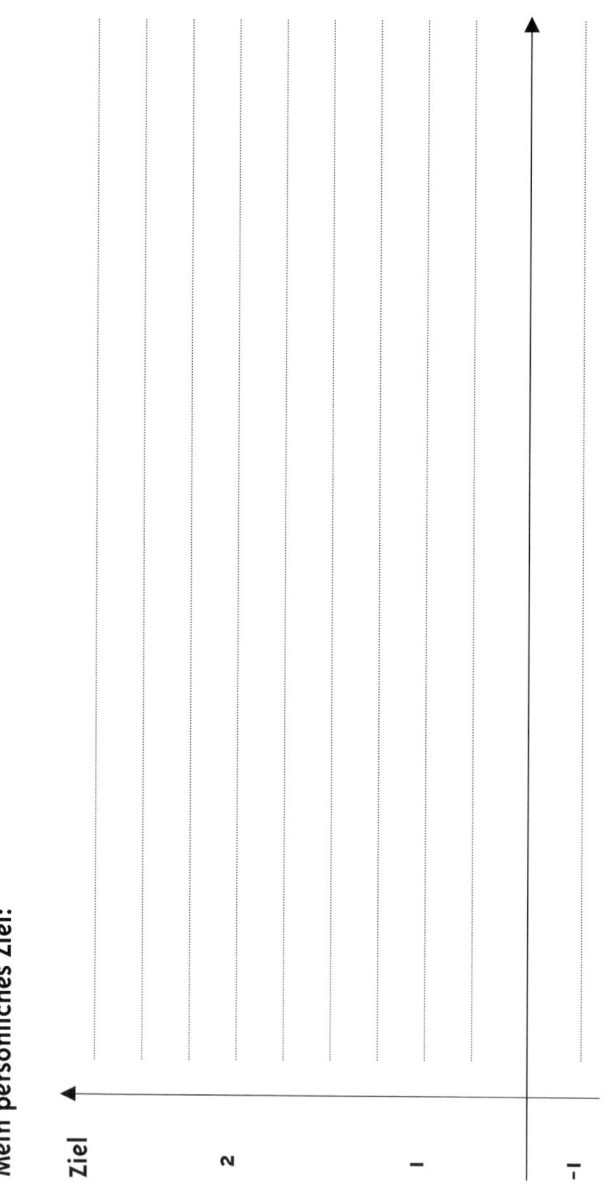

Arbeitsblatt | **Zielerreichungsskala für Essverhalten**

Ziele setzen und erreichen – auf dem Weg zum Bewältigen von Essanfällen . . .

Mein persönliches Ziel:

Ziel

2

1

-1

Notieren Sie Ihr Ziel und die Schritte auf dem Weg dazu! Denken Sie bitte daran, konkrete und erreichbare Ziele und Zwischenziele zu formulieren!

So gehen Sie vor. Das folgende Vorgehen hat sich beim Festlegen von Zielen bewährt und wird sicher auch Ihnen helfen. Sie brauchen dazu eine halbe Stunde Zeit, Ihre Selbstbeobachtungsprotokolle sowie die Arbeitsblätter „Beispiel für eine Zielerreichungsskalierung" und „Zielerreichungsskala für Essverhalten". Und so gehen Sie vor:

▶ Lesen Sie sich zuerst das Beispiel durch.
▶ Zuoberst auf dem Blankoarbeitsblatt notieren Sie Ihr persönliches Ziel.
▶ Nun notieren Sie die Zwischenschritte bzw. die Zwischenziele auf dem Weg zum Ziel.
▶ Achten Sie darauf, dass Sie ganz genau aufschreiben, woran Sie sehen, dass Sie auf dem richtigen Weg sind. Zwischenziele wie zum Beispiel „Es geht mir besser" sind nicht geeignet, weil nicht klar festgelegt ist, was das bedeutet. Schreiben Sie stattdessen: „Ich ernähre mich regelmäßig, auch wenn ich einen Essanfall hatte" oder „Ich kann einen von zwei Essanfällen verhindern" usw.
▶ Setzen Sie sich erreichbare Ziele! Nur so können Sie erfolgreich sein.
▶ Tragen Sie regelmäßig einmal pro Woche auf der Skala ein, wo Sie zurzeit stehen. Auf diese Weise können Sie immer wieder überprüfen, ob Sie Ihrem Ziel näher gekommen sind.

Denken Sie daran: Sie sind auf einem guten Weg. Deshalb ist es auch so wichtig, dass Sie sich Ziele setzen, die erreichbar und nicht zu hoch gesteckt sind. Damit steht und fällt Ihr Erfolg beim Bewältigen der Essanfälle. Weshalb dies so wichtig ist, wird auch im folgenden Beispiel deutlich.

Lassen Sie sich nicht entmutigen. Es ist unrealistisch zu erwarten, dass Sie nie mehr einen Essanfall erleiden werden. So schnell geht es meistens leider nicht. Es ist jedoch durchaus möglich, dass Sie lernen, die Mehrzahl Ihrer Essanfälle zu verhindern oder abzukürzen. Kommt es dann trotzdem wieder zu einem Essanfall, so versuchen Sie, auch daran etwas Positives zu sehen: Sie können nämlich aus diesem Vorfall lernen, wie sich Ihre Strategien weiter verbessern lassen.

Zwei Beispiele: Realistische Zielsetzungen. Frau K. und Herr L. nehmen beide an einer Gruppe zur Behandlung von Essanfällen teil. Frau K. erlebt fast jeden Tag einen oder mehrere Essanfälle. Manchmal ist sie völlig verzweifelt und weiß nicht mehr, was sie tun soll. Als Ziel legt sie fest, dass sie im Verlauf von drei Monaten Auslöser von Essanfällen so gut erkennen und verhindern lernen will, dass sie nur noch selten einen Essanfall hat. Als wichtiges Zwischenziel beschreibt sie, dass sie auch lernen will, mit Misserfolgen umzugehen. So hält sie fest, dass sie, falls ein Essanfall auftritt, sich nicht selbst heruntermachen will, sondern überlegen wird, wie es so weit kam und wie sie es beim nächsten Mal besser machen könnte. Herr L. berichtet ebenfalls von schweren und regelmäßigen Essanfällen. Er legt als Ziel fest, nie mehr Essanfälle zu erleiden. Er hat Schwierigkeiten, sich zu überlegen, welche Zwischenziele dazu erreicht werden müssen.

Im Verlauf der Gruppenbehandlung gelingt es sowohl Herrn L. als auch Frau K., die Zahl und die Stärke der Essanfälle zu verringern. Trotzdem kommt es bei beiden immer wieder vor, dass ein Essanfall auftritt. Frau K. ist zufrieden mit sich und ihren Bemühungen. Nicht so Herr L. Bei ihm besteht die Gefahr, dass er das Gefühl bekommt, versagt zu haben, weil er sich ein zu hohes Ziel gesetzt hat, das er gar nicht im ersten Anlauf erreichen konnte.

Und jetzt Sie: Überprüfen Sie, ob Sie erreichbare, also realistische Zielsetzungen festgelegt haben. Dazu schätzen Sie selbst Ihre Erfolgschancen ein und wenden die so genannte 80-Prozent-Regel an: Überlegen Sie sich genau, ob Sie davon überzeugt sind, dieses Ziel mit einer 80-prozentigen Wahrscheinlichkeit in der von Ihnen dafür vorgegebenen Zeit erreichen zu können. Nur dann nämlich handelt es sich um ein realistisches Ziel, das Sie auch wirklich erreichen können.

Hinweis für Angehörige. Essanfälle können behandelt werden. Bei einem beträchtlichen Prozentsatz der Betroffenen gehen die Essanfälle deutlich zurück oder verschwinden sogar gänzlich. Bis dahin ist es aber ein weiter und manchmal mühsamer Weg. Und auch wenn dann die Essanfallsstörung (im Sinne der Diagnose) nicht mehr besteht, ist es wahrscheinlich, dass vereinzelt noch Essanfälle vorkommen – obwohl sich Ihr Angehöriger doch so sehr darum bemüht, Essanfälle zu vermeiden. Kalkulieren Sie das mit ein. Setzen Sie ihn also nicht unter Druck, sondern bauen Sie ihn auf und motivieren Sie ihn zum Durchhalten. Bereiten Sie ihn von vornherein darauf vor, dass es Rückschläge geben kann, und trösten Sie ihn, wenn es dazu kommt. Er macht sich schon selbst genug Vorwürfe und braucht nun Ihren Zuspruch und Ihr Verständnis.

5.4 Regelmäßige Ernährung

Sie sind nun schon ein ganzes Stück weit vorangekommen und haben auch bereits die eine oder andere Hürde genommen. Und trotz aller Hürden bleiben Sie dabei – und das allein ist schließlich, was zählt. Der nun folgende Abschnitt befasst sich mit einer weiteren wichtigen Strategie, mit deren Hilfe Sie Essanfälle verhindern können: der regelmäßigen Ernährung. Wir befinden uns also im allgemeinen Ablauf verhaltenstherapeutischer Strategien beim Punkt „Veränderungsmöglichkeiten erarbeiten". Sie sehen: Auch wenn Sie manchmal Rückfälle erleiden – es geht voran!

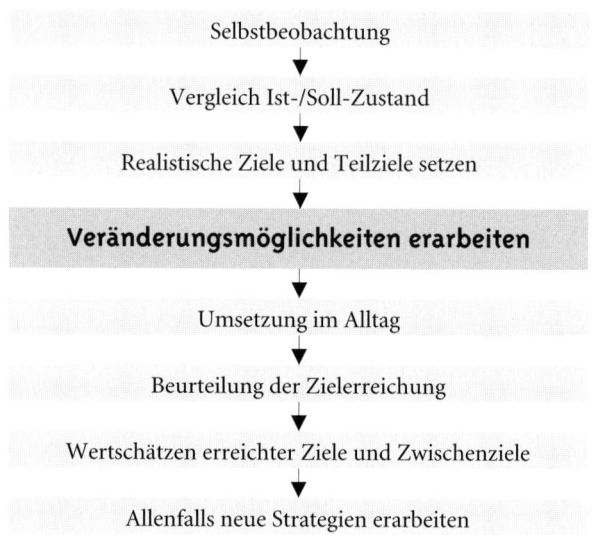

Warum regelmäßige Ernährung?

Ist das bei Ihnen auch so? Bei vielen Betroffenen werden Essanfälle durch eine unregelmäßige Ernährung begünstigt oder gar ausgelöst. Sie kennen das bestimmt aus eigener Erfahrung: Wenn Sie keine regelmäßigen Mahlzeiten zu sich nehmen, wird der Drang zu essen im Tagesverlauf immer größer. Morgens können Sie sich vielleicht noch mit irgendeiner Tätigkeit ablenken, aber wenn der Hunger zunimmt, überlagert dieses Verlangen alles andere, und Sie tun sich immer schwerer, es zu überhören. Damit erhöht sich auch die Gefahr, dass Sie ihm nachgeben und wieder unkontrolliert zu essen beginnen.

! Um Ihre Essanfälle immer besser in den Griff zu bekommen, sollten Sie unbedingt auf regelmäßiges Essverhalten achten:

▶ Zuvor festgelegte Mahlzeiten helfen, sich das Essen zu erlauben und es bewusst zu genießen. Also: Nehmen Sie sich am besten schon morgens vor, wann Sie was essen möchten. Und vor allem: Halten Sie sich daran!

▶ Ein Mahlzeitenplan, der aus drei Hauptmahlzeiten und drei Zwischenmahlzeiten besteht, hilft, den Drang nach Essen zu verringern. So sind Sie über den Tag gut versorgt. Die Gefahr sinkt, dass Sie der „Hunger oder die Lust auf Essen zwischendurch" überfällt und in einen Essanfall mündet.

▶ Indem Sie einen Mahlzeitenplan erstellen, kontrollieren Sie das Essen – und das Essen kontrolliert nicht Sie. Diese Erfahrung zu machen ist sehr wichtig für Sie. Sie gibt Ihnen das Gefühl, Herr der Lage zu sein.

Wie ernährt man sich regelmäßig?

Vielleicht denken Sie jetzt: „Wie soll das gehen? Ich arbeite doch unregelmäßig, bin oft lange im Büro oder unterwegs." Oder: „Ich kann nicht essen, wenn ich die Kinder füttern muss" usw. Es ist gut, dass Sie gleich erkennen, wo die Schwierigkeiten liegen. Aber geben Sie nicht auf, versuchen Sie, an so vielen Tagen der Woche wie möglich einen Mahlzeitenplan zu erstellen. Das heißt, dass Sie Zeit für das Essen einplanen müssen und sich im Voraus überlegen sollen, was Sie essen. Falls Sie Angehörige haben, die für Sie kochen, erstellen Sie den Mahlzeitenplan idealerweise zusammen.

Hinweis für Angehörige. Setzen Sie sich mit Ihrem betroffenen Angehörigen zusammen und besprechen Sie, wie in Zukunft die gemeinsamen Mahlzeiten ablaufen sollen. Am besten stellen Sie schon am Vorabend oder noch besser zu Beginn der Woche zusammen einen Plan auf, was Sie zu welcher Mahlzeit an den kommenden Tagen essen wollen. Wenn Sie sich ebenso an diesen Plan halten, wird das ein zusätzlicher Ansporn für den Betroffenen sein. Denn was Sie können, kann er doch schließlich auch!

So gehen Sie vor

Die folgenden Anregungen können auch für Sie hilfreich sein. Sie haben sich bisher schon bei zahlreichen Betroffenen bewährt.

▶ Nehmen Sie Ihr Selbstbeobachtungsprotokoll zur Hand: Daran sehen Sie, wie oft Sie feste Mahlzeiten wie Frühstück, Mittagessen und Abendbrot sowie Zwischenmahlzeiten eingenommen haben.

▶ Planen Sie nun für möglichst jeden Wochentag drei Haupt- und zwei Zwischenmahlzeiten ein. Am besten wäre es, sie jeweils zur gleichen Zeit festzulegen. So tun Sie sich mit der Umstellung leichter und gewöhnen sich schneller an das regelmäßige Essen.

▶ Beachten Sie Unterschiede in Ihrem Tagesablauf während der Woche und am Wochenende: Lassen Sie am Wochenende gern mal das Frühstück ausfallen, weil Sie länger schlafen?

▶ Zwischen den Mahlzeiten sollten nicht mehr als drei Stunden liegen (Ausnahme nachts). Sonst könnte sich der Hunger zurückmelden und Sie an den Kühlschrank locken.

▶ Sparen Sie keine Lebensmittel aus. Planen Sie auch Lebensmittel ein, die bei Ihnen bereits Essanfälle ausgelöst haben. Sie sollen ja gerade lernen, dass Sie Verlockungen widerstehen können.

▶ Planen Sie Obst, Gemüse und Salat ein und vergessen Sie Beilagen wie Reis, Kartoffeln oder Nudeln nicht. All dies sorgt für eine gesunde und ausgewogene Ernährung und versorgt Sie mit den lebenswichtigen Nährstoffen.

Aller Anfang ist schwer. Geben Sie sich selbst Zeit und sehen Sie sich auch den einen oder anderen Rückfall in ungesunde Essgewohnheiten nach. Immer, wenn neue Verhaltensweisen eingeführt werden, treten schließlich auch neue Schwierigkeiten auf. So versuchen viele Betroffene, nach einem Essanfall Mahlzeiten auszulassen und möglichst wenig zu essen. Das führt oft dazu, dass sie nicht bei, sondern zwischen den Mahlzeiten essen. Vielen Betroffenen ist zudem der Gedanke zuwider, Nahrungsmittel in die Mahlzeiten einzuplanen, von denen sie wissen, dass sie Essanfälle auslösen können (zum Beispiel Schokolade). Wie leicht kann es dabei wieder zum Dammbruch-Phänomen kommen. Sie essen doch etwas, das Sie sich eigentlich verboten hatten, und denken sich: Jetzt habe ich gesündigt, jetzt ist sowieso alles egal. Und dann essen Sie einfach unkontrolliert weiter. Um dem vorzubeugen, sollten Sie sich generell keine bestimmten Lebensmittel verbieten. Sie dürfen von allem essen – aber natürlich in Maßen.

Und jetzt Sie: Erinnern Sie sich an das Vorgehen Schritt für Schritt? Es ist nicht realistisch, dass Ihnen gleich von Beginn an alles gelingt: das Essverhalten zu beobachten, geeignete Ziele zu setzen und dann einen perfekten Mahlzeitenplan einzuführen, der zur regelmäßigen Ernährung führt. Nehmen Sie Schwierigkeiten in Kauf – sie sind ein Zeichen dafür, dass Sie dabei sind, etwas an Ihrem Leben zu verändern.

Realitätstauglichkeit prüfen. Gehen Sie es schrittweise an. Versuchen Sie, zunächst an drei Tagen der Woche und an einem Tag am Wochenende einen Mahlzeitenplan einzuführen. Wenn das gelingt, können Sie Ihr Vorgehen weiter ausbauen. Fragen Sie sich dabei immer, ob das, was Sie sich vorgenommen haben, auch realistisch ist. Sind Sie sich zu mindestens 80 Prozent sicher, dass Sie den Mahlzeitenplan in der Form, wie Sie ihn erstellt haben, auch im Alltag einführen können? Oder sollten Sie noch einmal darüber nachdenken?

Ein Beispiel: Kleine Erfolge, die Mut machen. Frau R. saß vor ihrem Selbstbeobachtungsprotokoll und staunte. Tatsächlich: Nur an einem einzigen Tag in der letzten Woche war sie dazu gekommen, zu frühstücken sowie zu Mittag und zu Abend zu essen. Von Zwischenmahlzeiten konnte schon gar nicht die Rede sein. Frau R. arbeitete als Postbotin und war viel unterwegs. Nun sollte sie also eine regelmäßige Ernährung einführen. Zuerst wurde sie wütend: „Das kann ich in meinem Beruf doch gar nicht umsetzen!" Dann aber erinnerte sie sich an die empfohlene schrittweise Vorgehensweise und versuchte, erst einmal einen Tag in der Woche zu finden, an dem sie es versuchen konnte. Am Sonntag sollte es möglich sein, befand sie.

Sie plante also ein Frühstück, eine Zwischenmahlzeit, ein Mittagessen, eine neuerliche Zwischenmahlzeit und ein Abendessen für diesen Tag ein. Dabei gab sie sich Mühe, Früchte und Beilagen einzubauen; Gemüse mochte sie einfach nicht. Sie wagte es auch, Desserts und Süßigkeiten in den Plan aufzunehmen. Als sie davon in der Woche darauf berichtete, war sie sehr zufrieden mit sich. Sie hatte den Sonntag so richtig genossen. Endlich durfte sie einmal essen – sogar das, was sie sonst immer zu meiden versucht hatte! Interessanterweise hatte sie am Sonntag keinen Essanfall gehabt. Das machte ihr Mut, auch während der Woche zu versuchen, feste Mahlzeiten einzuplanen.

5.5 Das ABC-Modell

Sie werden das wahrscheinlich aus eigener Erfahrung bestätigen können: Viele Betroffene erleben, dass meistens ganz ähnliche Situationen Essanfälle auslösen. Dabei können sie eigentlich nicht verstehen, weshalb es immer wieder dazu kommt. Sie haben doch alles richtig gemacht! Aber vielleicht haben sie noch nicht genau genug erforscht, wie bei ihnen persönlich die Essanfälle zustande kommen. Das müssen Sie sich wie beim Arztbesuch vorstellen: Der Doktor kann Ihnen ja auch nur dann helfen, wenn er die Ursachen für Ihre Beschwerden erkannt und eine Diagnose gestellt hat. Erst dann kann er Sie wirkungsvoll behandeln. Gemäß diesem Prinzip – „Diagnose vor Behandlung" – soll es im Folgenden darum gehen, dass Sie erkennen, was bei Ihnen ganz persönlich die Essanfälle auslöst. Beobachten Sie Ihr problematisches Essverhalten, und finden Sie heraus, was dafür verantwortlich ist, dass Sie dieses Verhalten aufrechterhalten.

Definition

Aufgrund unserer praktischen Erfahrung hat sich ein Vorgehen in Anlehnung an das **ABC-Modell** des Verhaltens bewährt. Es umfasst drei Elemente:
▶ A steht für den Auslöser eines Essanfalls.
▶ B steht für das, was während des Essanfalls geschieht.
▶ C steht für die Folgen des Essanfalls.
Indem Sie sich für jeden einzelnen Essanfall gesondert A, B und C bewusst machen, kann Ihnen das ABC-Modell helfen, genau hinzuschauen. Sie werden mit seiner Hilfe Risikosituationen erkennen lernen, in denen Essanfälle gehäuft bei Ihnen auftreten. Indem Sie Ihre Essanfälle mit dem ABC-Modell „entschlüsseln", entdecken Sie, wo Sie Strategien einbauen können, um Essanfälle ganz zu verhindern oder zumindest zu verkürzen.

Wie Sie das ABC-Modell anwenden. Um Ihnen das Vorgehen zu erleichtern, sollen Ihnen die folgenden Arbeitsblätter – ein Muster und eine leere Vorlage – zeigen, wie Sie das ABC-Modell anwenden und Strategien erarbeiten können. Sie finden Auslöser, Verhalten und Folgen für Ihren individuellen Fall heraus, indem Sie sich die Fragen beantworten, die in den Kästen des Arbeitsblattes „Leitfragen für die Anwendung des ABC-Modells" stehen.

So gehen Sie vor. Bereiten Sie sich bitte folgendermaßen vor: Nehmen Sie die beiden Arbeitsblätter zur Hand und überlegen Sie, wann Sie zum letzten Mal einen Essanfall erlebt haben. Versuchen Sie, sich möglichst genau zu erinnern: wann das war, wo, wie lange, wer dabei war, was Sie gegessen haben, was Sie danach getan, gedacht und gefühlt haben. Ziehen Sie als Gedächtnisstütze Ihr Selbstbeobachtungsprotokoll heran.

▶ Überlegen Sie, was wohl alles dazu beigetragen haben mag, dass ein Essanfall auftrat. Wie waren die Umstände? Was haben Sie unmittelbar zuvor erlebt oder erfahren?

▶ Unter dem Buchstaben A im Blankoarbeitsblatt zählen Sie alles auf, was den Essanfall ausgelöst haben kann: zum Beispiel Streit, Hunger, Verlangen nach einem bestimmten Nahrungsmittel, Gefühle (Traurigkeit, Leere, Freude), Gedanken („Ich kann das nicht, es hat keinen Sinn, ich bin nichts wert" usw.), körperliche Empfindungen (Schmerzen, Verspannungen).

▶ Unter dem Buchstaben B halten Sie genau fest, was Sie während des Essanfalls getan haben. Was haben Sie gegessen, wo waren Sie, was haben Sie gedacht?

▶ Unter dem Buchstaben C schreiben Sie auf, was Sie danach getan haben. Was haben Sie gedacht, was haben Sie gefühlt?

Was von A bis C bei Essanfällen alles geschehen kann ...

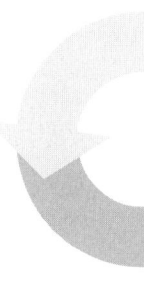
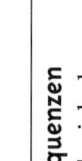

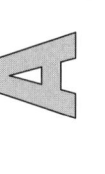

A = Auslöser

▲ Was ging dem Verhalten voraus?
▲ Wie habe ich mich gefühlt?
▲ An was habe ich gedacht?
▲ Wer war dabei?
▲ Wo war es?

B = Verhalten

▲ Was geschah wann?
▲ Wie lange dauerte es?
▲ War jemand dabei?
▲ Wo war es?
▲ Was habe ich in welcher Reihenfolge gegessen?

C = Konsequenzen

▲ Was habe ich dann gemacht?
▲ Was habe ich gedacht?
▲ Wie habe ich mich dann gefühlt?

© Munsch: Das Leben verschlingen? Weinheim: Beltz PVU, 2007

Was von A bis C bei Essanfällen alles geschehen kann . . .

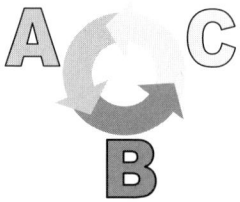

A = Auslöser

....

....

....

....

B = Verhalten

....

....

....

....

C = Konsequenzen

....

....

....

....

Hinweis für Angehörige. Ihr betroffener Angehöriger hat nun bereits damit begonnen, seine Essanfälle bewältigen zu lernen. Es ist das Kernstück seiner Behandlung, seine eigenen Auslöser für die Essanfälle zu erkennen und sie abzustellen. Falls Sie Ihren Angehörigen unterstützen wollen und können: Nehmen Sie sich Zeit und setzen Sie sich mit ihm zusammen. Versuchen Sie dann, den zuletzt aufgetretenen Essanfall nach Auslösern, Verhalten und Folgen aufzuschlüsseln. Das wird den Betroffenen motivieren, ihm helfen und zeigen, dass Sie ihn tatkräftig unterstützen. Gehen Sie gemeinsam auf Erkundungstour, dozieren Sie nicht. Es geht nicht darum, dass Sie Ihren Angehörigen von Ihrem Fachwissen überzeugen. Sondern darum, dass Sie plausible Zusammenhänge zwischen möglichen Auslösern und dem Auftreten von Essanfällen erkennen.

Ein Beispiel: Das ABC-Modell erstellen. Frau N. hat aufgrund ihrer Selbstbeobachtung festgestellt, dass sie immer abends, wenn sie die Kinder ins Bett gebracht hat und allein vor dem Fernseher sitzt, den starken Drang zu essen verspürt. Sie geht dann an den Kühlschrank und beginnt im Stehen zu essen. Zuerst isst sie meistens Süßes, dann aber auch Salziges. Sie berichtet, dass sie das Essen nicht kontrollieren könne und esse, bis sie sich unangenehm voll fühle. Solche Anfälle dauern zwischen 30 Minuten und einer Stunde. Anschließend ist sie verzweifelt und schämt sich. Sie hat dann das Gefühl, dass sie es nie schaffen wird, ihre Essanfälle in den Griff zu bekommen.

Mit Hilfe des ABC-Modells entschlüsselt sie, dass die Auslöser (A) bei ihr oft die Anstrengungen des Tages mit den Kindern sind, kleine Streitigkeiten mit ihnen und dann vor allem der leere Abend, an dem sie allein zu Hause sitzt und oft einsam ist. Weiter stellt sie fest, dass sie beim Abendbrot

▶

zwar mit den Kindern isst, aber das Essen nicht genießen kann, weil sie die Kleinen ständig betreuen muss. Das problematische Verhalten (B) besteht darin, dass sie zum Kühlschrank geht und anfängt zu essen. Sie isst im Stehen und nimmt sich nicht die Zeit, das Essen zuzubereiten oder auf einen Teller zu legen. Sobald sie isst, denkt sie: „Nun fängt es wieder an, ich habe keine Chance und kann mich nicht wehren!" Wenn der Essanfall vorüber ist, fühlt sie sich machtlos und befürchtet, die Essanfälle nie bewältigen zu können. Zudem versucht sie am nächsten Morgen, möglichst wenig zu essen, um nicht noch mehr zuzunehmen. Diese Folgen des Essanfalls schreibt sie unter C auf.

Das ABC-Modell eines Essanfalls lässt sich am besten erstellen, wenn Sie sich noch genau an die Vorkommnisse erinnern. Deswegen empfehlen wir Ihnen, sich immer gleich im Anschluss an einen Essanfall ein paar Notizen zu A, B und C zu machen. Kopieren Sie sich das Arbeitsblatt also in ausreichender Zahl und nehmen Sie die leeren Kopien am besten überallhin mit. So haben Sie sie stets zur Hand, wenn ein neuer Essanfall kommt.

5.6 Notfallkärtchen

Sie haben nun bereits vieles gelernt: Damit Essanfälle erfolgreich bewältigt werden können, müssen Sie die Risikosituation zuerst erkennen und dann planen, wie sie sich bewältigen lässt. Das ABC-Modell leitet Sie dazu an, Auslöser für Ihre Essanfälle sowie Faktoren zu erkennen, die Ihre Essanfälle aufrechterhalten. Notfallkärtchen wiederum sind dazu da, dass Sie sich darauf geeignete Gegenmaßnahmen notieren. Diese erinnern Sie in den Risikosituationen rechtzeitig daran, was Sie nun tun sollen. Damit sind Sie diesen Situationen nicht hilflos ausgeliefert und können einen Essanfall verkürzen oder ganz vermeiden.

Definition

Notfallkärtchen beziehen sich auf das ABC-Modell des Verhaltens. Sie können in Kärtchen zu A, B und C des Modells unterteilt werden:
► Kärtchen zu A enthalten Strategien, die Auslöser eines Essanfalls bei Ihnen verhindern sollen.
► Kärtchen zu B enthalten Strategien, die Ihr Verhalten während des Essanfalls verändern sollen.
► Kärtchen zu C enthalten Strategien, die sich mit den Folgen des Essanfalls beschäftigen.

Die Aufgabe von Notfallkärtchen. Viele Betroffene schildern, dass sie in Risikosituationen nicht ruhig denken können. Vielleicht kennen Sie dieses Gefühl auch: Sie denken nur ans Essen und daran, dass Sie nicht damit aufhören können. Die Notfallkärtchen sind dazu da, Ihnen in diesem Fall das Denken abzunehmen. Das funktioniert so: Sie überlegen vorher schon, wie Sie den Essanfall verhindern oder was Sie tun können, wenn es bereits soweit ist; auch sollten Sie sich überlegen, wie Sie mit einem erlebten Essanfall später umgehen können. All das schreiben Sie auf die Notfallkärtchen, damit Sie es im Ernstfall sofort zur Hand haben.

Und jetzt Sie: Sie sollten die Notfallkärtchen stets bei sich tragen, egal, wohin Sie gehen. Denn ein Essanfall kann Sie ja auch überall überraschen. Und falls Sie das Gefühl haben, dass die Notfallkärtchen nicht mehr aktuell sind: Schreiben Sie sie immer wieder neu. So können Sie sie Ihren persönlichen Schwierigkeiten und Fortschritten anpassen – und die Kärtchen sind in der nächsten Risikosituation immer auf dem neuesten Stand. Werfen Sie die alten Notfallkärtchen aber nicht weg – vielleicht brauchen Sie sie irgendwann wieder. Und wenn nicht, dann erinnern sie Sie doch zumindest daran, welche Risikosituationen Sie schon bewältigt haben.

Verschiedene Strategien. Bevor ich Sie ermutigen möchte, für sich selbst passende Notfallkärtchen zu schreiben, stelle ich Ihnen verschiedene Strategien vor, die sich bei der Bewältigung von Essanfällen als hilfreich erwiesen haben. Es gibt zwei Arten von Strategien:

► solche, die Ihnen helfen, Auslöser von Essanfällen zu vermeiden, und
► solche, die Ihnen helfen, einen Essanfall auch in einer Risikosituation zu verkürzen oder zu verhindern.

Strategien zur **Auslöserkontrolle** (A im ABC-Modell) helfen, Auslöser von Essanfällen zu vermeiden. Strategien zur **Reaktionskontrolle** (B im ABC-Modell) helfen – wenn Auslöser vorhanden sind und es zu einem Essanfall kommen kann –, diesen abzuschwächen oder zu vermeiden.

Auslöserkontrolle: So gehen Sie vor

Was können Sie tun, um den Essanfall zu vermeiden? Folgende Auslöserkontrollstrategien empfehle ich Ihnen in diesem Fall:

▶ Halten Sie den Mahlzeitenplan ein: Denn lange Pausen zwischen dem Essen erhöhen das Risiko für einen Essanfall.

▶ Essen Sie bewusst: Versuchen Sie, die geplanten Mahlzeiten zu genießen, und sparen Sie keine Nahrungsmittel aus.

▶ Essen Sie immer am gleichen Ort, immer mit Teller, Messer und Gabel. Das Essen von der Hand in den Mund fördert anfallsartiges, unkontrolliertes Essen.

▶ Gehen Sie mit einer Einkaufsliste einkaufen. Das verhindert, dass Sie unkontrolliert einkaufen.

▶ Gehen Sie nur mit vollem Magen einkaufen. Heißhunger verleitet dazu, Lebensmittel auszuwählen, die Sie gar nicht brauchen.

▶ Lernen Sie Ihre Risikosituationen kennen. Planen Sie für diesen Fall Ablenkungen oder angenehme Tätigkeiten ein.

Und jetzt Sie: Dies sind Vorschläge, wie Sie vorgehen könnten. Ich glaube, dass sie auch für Sie geeignet sind. Trotzdem: Versuchen Sie, sie an Ihre eigene Situation anzupassen. Vielleicht empfinden Sie auch keine der Strategien als angemessen. Dann versuchen Sie, neue, für Sie passendere Vorgehensweisen zu erarbeiten.

Auf dem folgenden Arbeitsblatt können Sie Strategien zur Kontrolle von Auslösern notieren, die für Sie geeignet sind. Sie finden sie, indem Sie sich selbst beobachten: Gibt es etwas, das Ihnen schon einmal geholfen hat, einen Essanfall zu verhindern oder zu verkürzen? Wenn ja, dann ist das eine Strategie, die sich anwenden lässt. Falls Sie sich an keine derartige Strategie erinnern: Gibt es andere Schwierigkeiten, die Sie meisten konnten? Gibt es etwas, das Schwierigkeiten generell etwas bessert? Dann sollten Sie versuchen, diese Verhaltensweisen anzuwenden. Es gilt: Alles, was hilft, ist erlaubt! Suchen Sie nicht zu weit. Oftmals sind es die kleinen Dinge, die nützlich sind. Was hilft Ihnen gewöhnlich, sich in einer Risikosituation abzulenken und auf andere Gedanken zu kommen? Vielleicht haben Sie ja bemerkt, dass das der Fall ist, wenn Sie zum Telefon greifen und einen Freund anrufen. Oder Sie nehmen ein Kreuzworträtsel zur Hand oder gehen spazieren. Der Fantasie sind hier keine Grenzen gesetzt. Sie können auch Trompete spielen anstelle eines Essanfalls; Hauptsache ist, dass es hilft.

Hinweis für Angehörige. Sie möchten Ihrem betroffenen Angehörigen zur Seite stehen, wenn er sich in einer kritischen Situation befindet? Dann bitten Sie ihn darum, dass er Sie in seine ganz persönlichen Strategien zur Auslöserkontrolle einweiht. Oder erarbeiten Sie sie zusammen mit ihm. Dann sind Sie gewappnet, wenn eine Risikosituation entsteht, und können den Betroffenen dazu ermutigen, diese Strategien anzuwenden. Kennen Sie bei sich auch Bereiche, in denen Sie immer wieder Schwierigkeiten oder Probleme haben? Kauen Sie Nägel, rauchen Sie? Sind Sie unordentlich? Vergesslich? Fast bei jedem Menschen lässt sich eine Verhaltensweise finden, die er „zu viel" oder „zu wenig" anwendet. Haben Sie schon mal darüber nachgedacht, etwas daran zu verändern? Sie können Ihren Angehörigen wunderbar unterstützen, wenn Sie gemeinsam mit ihm, aber auch für sich lernen!

Andere Auslöserkontrollen: Notieren Sie hier Ihre eigenen Strategien!

© Munsch: Das Leben verschlingen? Weinheim: Beltz PVU, 2007

Bitte notieren Sie auf dieser Liste all jene angenehmen Tätigkeiten, die Sie regelmäßig in Ihr Leben integrieren möchten. Halten Sie auch fest, wann und wo. Sie können die Tätigkeiten auch im Laufe der Zeit austauschen und durch geeignetere ersetzen. Überlegen Sie sich, welche angenehmen Tätigkeiten Sie bei unterschiedlichen Gelegenheiten (Alltag, Feierabend, Wochenende) durchführen können. Denken Sie daran: Auch diese Strategien können nur wirksam werden, wenn Sie sie langfristig und regelmäßig anwenden!

Folgende angenehme Tätigkeiten möchte ich regelmäßig anwenden:

© Munsch: Das Leben verschlingen? Weinheim: Beltz PVU, 2007

Neue Energie tanken. Viele Betroffene machen diese Erfahrung, und auch Sie werden es schon bemerkt haben: Es ist anstrengend, die Essanfälle zu bekämpfen. Und es erfordert einen hohen Zeitaufwand und viel Durchhaltevermögen. Aus diesem Grund ist es wichtig, dass Sie regelmäßig angenehme Tätigkeiten in den Alltag einbauen. Diese können Ihnen dabei helfen, etwas zur Ruhe zu kommen und sich abzulenken. Sie sollten auch wieder einmal richtig Spaß haben und den Energietank auffüllen. Im Arbeitsblatt „Eigene Auslöserkontrollstrategien" finden Sie Hinweise, wie Sie für sich selbst angenehme Tätigkeiten herausfinden können. Notieren Sie sich diese bitte, denn wir alle vergessen im Alltag viel zu oft, uns zu belohnen.

Definition

Angenehme Tätigkeiten sind Verhaltensweisen, die Sie froh machen oder die auch einfach nur helfen, dass etwas ein bisschen weniger schlimm ist. Im Fachjargon nennt man diese bewährte Vorgehensweise „positives Aktivitätentraining".

Reaktionskontrolle: So gehen Sie vor

Was aber können Sie tun, wenn der Essanfall unmittelbar bevorsteht? Folgende Strategien zur Reaktionskontrolle empfehlen wir Ihnen, wenn Sie sich bereits in einer Risikosituation befinden und einen Essanfall verhindern wollen:

▶ Versuchen Sie, vor einem Essanfall das Essen so lange wie möglich hinauszuzögern. Stellen Sie dazu den Wecker (zum Beispiel zuerst auf eine Minute, dann auf zwei, drei Minuten usw.).

▶ Verlassen Sie den Ort des Geschehens. Gehen Sie aus dem Raum, schnappen Sie frische Luft, lenken Sie sich ab.

► Kommt es trotzdem zum Essanfall, so setzen Sie sich zum Essen. Essen Sie mit Messer und Gabel. Decken Sie den Tisch, stellen Sie wiederum den Wecker auf zwei Minuten und versuchen Sie dann, mittels einer der erarbeiteten Strategien mit dem Essen aufzuhören.

Und jetzt Sie: Auf dem Arbeitsblatt „Eigene Strategien zur Reaktionskontrolle" können Sie eigene Strategien zur Reaktionskontrolle aufschreiben. Sie ermitteln sie, indem Sie sich selbst beobachten: Finden Sie heraus, was Ihnen hilft, sich in einer solchen Situation abzulenken und auf andere Gedanken zu kommen.

Falls Sie Schwierigkeiten mit diesem Vorgehen haben, möchte ich Sie beruhigen: Die meisten Betroffenen haben zunächst Mühe, das ABC-Modell und die Strategien zur Bewältigung von Essanfällen so zu verstehen, dass sie diese für sich anwenden können. Die folgenden Vorschläge und Beispiele sollen Sie unterstützen, etwaige Schwierigkeiten zu überwinden und diese Strategien für sich anzuwenden.

Wie Sie Ihre Notfallkärtchen erstellen
Sie haben nun bereits Ihr persönliches ABC-Modell erarbeitet. Auch über Strategien zur Auslöser- und Reaktionskontrolle verfügen Sie nun und haben Ihre Notfallkärtchen angefertigt. Sie befinden sich also schon mitten in der verhaltenstherapeutischen Behandlung Ihrer Essanfälle. Ich gratuliere Ihnen, dass Sie bis hierher durchgehalten haben. Auch wenn es hier und da Misserfolge gibt: Lassen Sie sich davon nicht entmutigen – das ist normal. Hauptsache, Sie gehen Ihren Weg weiter.

▶ Das Zimmer umstellen

▶ Im Garten arbeiten

▶ Eine Freundin oder einen Freund anrufen

▶ Blumen pflücken oder kaufen

▶ Jemandem ein kleines Geschenk machen

Eigene Vorschläge für Strategien zur Reaktionskontrolle:

....

....

....

....

Folgende Strategien zur Reaktionskontrolle möchte ich regelmäßig anwenden:

....

....

....

....

....

....

....

....

Übrigens befinden Sie sich jetzt bereits auf der Stufe „Veränderungsmöglichkeiten erarbeiten"/„Umsetzung im Alltag":

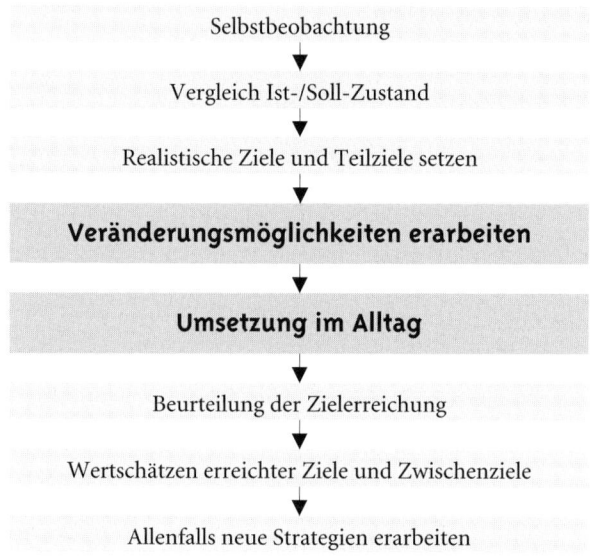

Auf der folgenden Arbeitsblattvorlage können Sie passend zu Ihrem ABC-Modell geeignete Notfallkärtchen schreiben. Das Arbeitsblattbeispiel von Frau N. zeigt Ihnen, wie das ungefähr aussehen könnte. Sie werden erkennen: Es ist gar nicht so schwierig, die Notfallkärtchen zu erstellen. Sie schaffen das sicher auch.

! Das ABC-Modell hilft Ihnen, Essanfälle zu entschlüsseln. Mit den Notfallkärtchen können Sie die Reaktion auf Auslöser von Essanfällen planen und diese somit Schritt für Schritt bewältigen.

Hinweis für Angehörige. Vielleicht haben Sie bei der Lektüre dieses Kapitels festgestellt, wie einfach einzelne Strategien klingen und wie schwierig und anstrengend es dennoch sein kann,

Immer dasselbe? – Oder wie man Essanfälle bewältigen lernen kann . . .

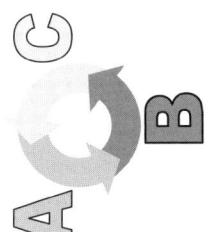
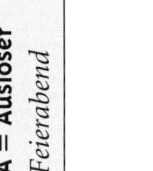
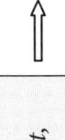
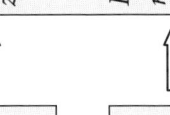
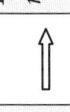
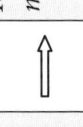

A = Auslöser
Feierabend

B = Verhalten
*Esse unkontrolliert,
schnell und viel*

C = Folgen
*Fühle mich miserabel,
hat alles keinen Sinn!*

Notfallkärtchen:

Versuchen, sich die Zeit während des Abendessens mit den Kindern zu nehmen, um bewusst zu genießen. Dreimal pro Woche nach den Kindern allein und bewusst essen. Was gegessen wird, im Mahlzeitenplan festhalten. Angenehme Tätigkeit für den Abend einbauen: Bad nehmen, Lieblingszeitung bereitlegen.

Nur am gedeckten Tisch essen; falls es nicht gelingt, kontrolliert zu essen, Wecker auf eine Minute stellen.

Keine Mahlzeiten auslassen. ABC-Modell machen, sich für Bemühungen loben.

Immer dasselbe? – Oder wie man Essanfälle bewältigen lernen kann . . .

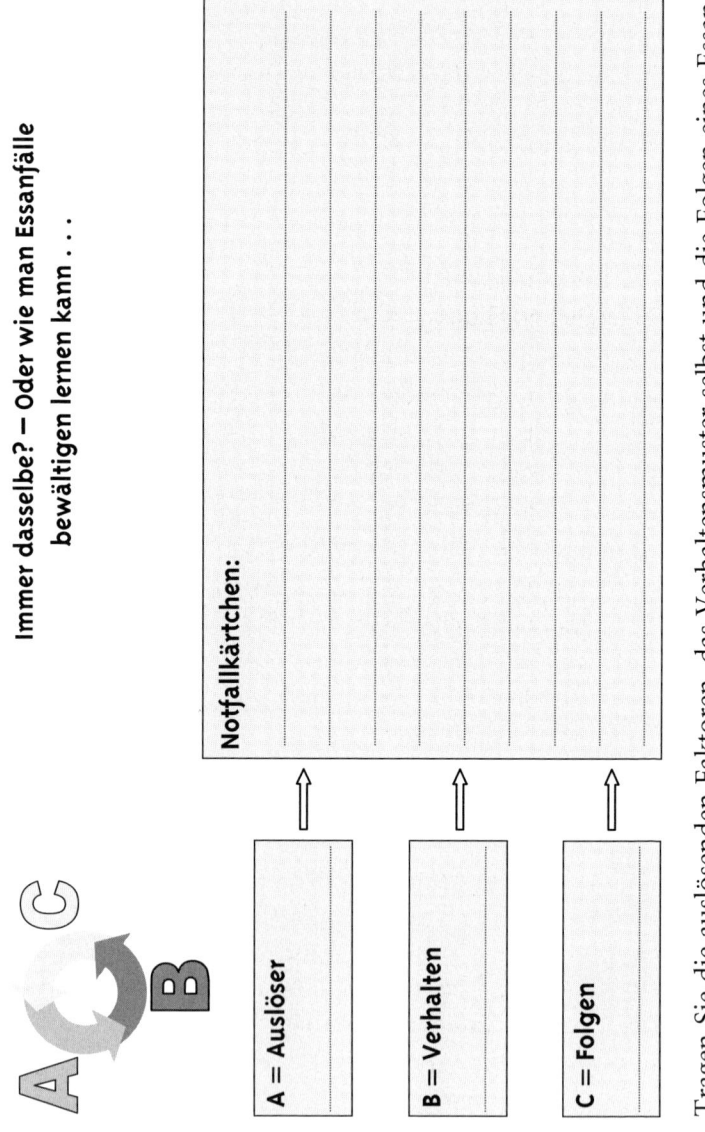

Notfallkärtchen:

A = Auslöser

B = Verhalten

C = Folgen

Tragen Sie die auslösenden Faktoren, das Verhaltensmuster selbst und die Folgen eines Essanfalls ein und denken Sie sich je eine bis höchstens drei Bewältigungsstrategien aus!

diese in den persönlichen Alltag einzubauen. Wenn Sie Ihren betroffenen Angehörigen unterstützen möchten, so können Sie Folgendes tun: Reden Sie mit ihm über seine Erfahrungen, loben Sie ihn für seine Bemühungen. Versuchen Sie, selbst kleinste Schritte in Richtung Ziele oder Teilziele zu würdigen. Falls Sie das Gefühl haben, dass Schwierigkeiten auftreten: Reden Sie mit Ihrem Angehörigen darüber und schauen Sie nicht zu lange tatenlos zu. Ermuntern auch Sie ihn, sich geeignete Hilfe zu suchen.

Und jetzt Sie: Sie haben als Betroffener ein ABC-Modell erarbeitet? Herzlichen Glückwunsch! Es erfordert viel Mut und Willenskraft, die eigenen Probleme so genau anzuschauen und zu analysieren. Denken Sie bitte daran, dass Sie für verschiedene Situationen, in denen Essanfälle auftreten, unterschiedliche ABC-Modelle erstellen müssen und auch unterschiedliche Notfallkärtchen brauchen. Nehmen Sie diese überallhin mit, damit Sie Ihren Notfallplan auch immer greifbar haben. Und sollten Sie feststellen, dass Sie nicht weiterkommen und auch nicht wissen, woran das liegt: Teilen Sie sich Personen Ihres Vertrauens mit und scheuen Sie sich nicht, professionelle Hilfe in Anspruch zu nehmen.

Alltagstauglichkeit überprüfen. Zum Abschluss noch die Antwort auf die Frage, wo im allgemeinen Ablauf verhaltenstherapeutischer Strategien wir uns nun befinden. Sie haben Ihr ABC-Modell für die wichtigsten Auslöser und die aufrechterhaltenden Bedingungen von Essanfällen erarbeitet. Die Notfallkärtchen haben Sie ebenfalls geschrieben. Nun besteht der nächste Schritt darin, diese Strategien im Alltag anzuwenden und zu beurteilen, ob sie geeignet sind oder ob sie noch angepasst werden müssen. Sie sind übrigens schon weit gekommen: Mittlerweile befinden Sie sich bei den Schritten „Beurteilung der Zielerreichung" und „Wertschätzen erreichter Ziele und Zwischenziele". Sie können stolz auf sich sein. Bleiben Sie jetzt dabei – Sie werden sehen, dass es sich lohnt.

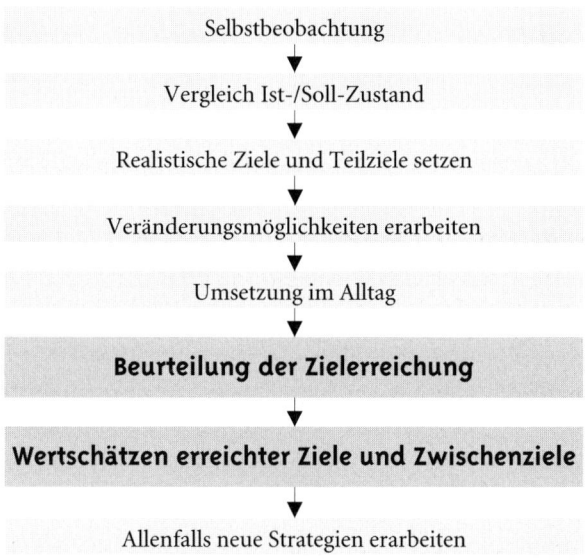

6 Wie Gedanken das Verhalten beeinflussen und wie Sie mit dem eigenen Körper umgehen

Im vorigen Kapitel haben Sie erfahren, wie Sie Schritt für Schritt Essanfälle entschlüsseln und bewältigen lernen. Es ist nicht immer einfach, aber wenn Sie sich von Rückschlägen nicht irritieren lassen, werden Sie ans Ziel kommen. Dieses Kapitel beschäftigt sich nun mit den Schwierigkeiten, die auftreten können – beispielsweise damit, wie Ihre Gedanken Ihre Gefühle und Ihr Verhalten beeinflussen können. Weiter erfahren Sie etwas darüber, wie zahlreiche Betroffene mit ihrem Körper umgehen: Viele berichten nämlich, dass sie ihren eigenen Körper nicht mögen und sehr unter dieser Abneigung leiden. Diese Unzufriedenheit kann ebenfalls zum Auslöser von Essanfällen werden. Folgende Inhalte finden Sie in diesem Kapitel:

▶ Einfluss von Gedanken auf Gefühle und auf das Verhalten;
▶ Umgang mit dem eigenen Körper.

Weiterführende Themen. Hier möchte ich die Zusammenhänge von Denken, Fühlen und Verhalten zumindest ansprechen. Obwohl dies wichtige Themen sind, nehmen sie in diesem Buch weniger Platz ein als beispielsweise das ABC-Modell oder die Strategie der Notfallkärtchen. Dies hat unterschiedliche Gründe. Ich habe zum einen aus meiner Erfahrung und meinen wissenschaftlichen Untersuchungen die Erkenntnis gewonnen, dass Essanfälle insbesondere mit dem ABC-Modell und der Notfallkärtchen-Strategie verbessert werden können. Zum anderen habe ich festgestellt, dass der Umgang mit dem Körper oder die Zusammenhänge zwischen Gedanken, Gefühlen und Verhalten

Themen sind, die besser gesondert behandelt werden sollten (entsprechende Literatur entnehmen Sie bitte dem Literaturverzeichnis am Ende dieses Buches). Aus diesem Grund möchte ich Sie hier lediglich in diese Bereiche einführen und Ihnen Vorschläge machen, wie Sie weiter vorgehen können, falls Sie sich diesen Themen widmen möchten.

Und jetzt Sie: Notieren Sie sich doch, was Sie besonders interessiert. Dann sehen Sie in der Literaturliste nach und bestellen die entsprechenden Bücher in der Bibliothek oder beim Buchhändler. Oder Sie forschen im Internet nach Seiten, die näher auf das Thema eingehen. Es gibt viele Möglichkeiten, sich zu informieren. Und Sie wissen ja: Information ist schon ein Schritt in die richtige Richtung.

6.1 Die Macht der Gedanken

Gedanken, Gefühle und das Verhalten in einer bestimmten Situation hängen eng zusammen und beeinflussen einander unmittelbar. Was wir denken, schlägt sich in unseren Gefühlen nieder, und diese wiederum finden Ausdruck in unserem Verhalten. Dieser enge Zusammenhang von Denken, Fühlen und Verhalten wird auch im folgenden Beispiel deutlich.

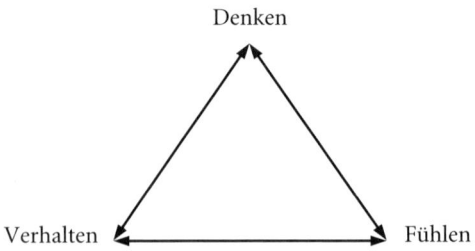

Ein Beispiel: Denken, Fühlen und Handeln. Herr S. ließ sich nach der Arbeit von Kollegen noch zu einem Bier in der Kneipe überreden. Als er zur Toilette ging, sah er, wie zwei seiner Arbeitskolleginnen miteinander tuschelten. Er dachte: „Die reden bestimmt über mich und finden mich nicht attraktiv!" Anschließend konnte er sich nicht mehr entspannen und auf das Gespräch in der Gruppe konzentrieren. Er schämte sich und war traurig, weil er dachte, die beiden Kolleginnen hätten über ihn gelacht. Als er zu Hause ankam, ging er als Erstes zum Kühlschrank und fing noch im Stehen an zu essen . . .

Bewertungen. Was meinen Sie, wie wäre es Herrn S. ergangen, wenn er gedacht hätte: „Über was die wohl reden, die scheinen es ja lustig zu haben?" Wie hätte er sich wohl dann gefühlt? Und wie groß wäre die Wahrscheinlichkeit gewesen, dass er anschließend zu Hause einen Essanfall gehabt hätte? Aus diesem Beispiel wird deutlich, dass Menschen oft nicht direkt aus der Situation heraus fühlen und handeln. Vielmehr bewerten sie die jeweilige Situation, und diese Bewertung hat bestimmte Gefühle und Handlungen zur Folge – dabei spielt es gar keine Rolle, ob die Bewertung richtig oder falsch ist. Zu einer solchen Verunsicherung bei den Betroffenen führen insbesondere Situationen, in denen es um die eigene Person geht, den eigenen Körper oder die eigene Fähigkeit, Probleme zu lösen.

Und jetzt Sie: Kennen auch Sie solche Situationen, in denen Sie das, was andere tun und sagen, einfach interpretieren, ohne dass Sie es wirklich genau wissen? Beobachten Sie sich einmal selbst: Auch bei Ihnen laufen Denken, Fühlen und Handeln nicht unabhängig voneinander ab, sondern beein-

▶

flussen sich gegenseitig. Versuchen Sie doch in Zukunft, nicht so viel zu deuten, sondern sich mehr an Fakten zu halten. Das erfordert etwas Übung, wird Ihnen aber auch Ihre eigenen negativen Denkweisen vor Augen führen. Lassen Sie sich nicht mehr so einfach verunsichern!

Situationen bewerten – und was daraus werden kann

Stellen Sie sich einmal Folgendes vor: Ein Freund berichtet Ihnen genau von einer Situation, die Sie selbst erlebt haben. Stellen Sie sich dann die Frage: Wie würde ich die Situation bewerten, wenn ich nur seine Version kennen würde? Klingt sie nicht plötzlich ganz anders, als ich sie erlebt habe? Es ist doch schließlich gut möglich, dass er Recht hat und nicht Sie. Sind Sie zum Beispiel sicher, dass die Arbeitskolleginnen von Herrn S. sich wirklich über ihn unterhalten und sich negativ geäußert haben? Ebenso vorstellbar wäre doch, dass sie über ein ganz anderes Thema gesprochen haben.

Und jetzt Sie: Seien Sie ehrlich zu sich. Begehen Sie nicht den Fehler der doppelten Buchführung. Gemeint ist damit eine besondere Art der verzerrten Wahrnehmung und Interpretation einer Situation: Bei Ihrem Freund bedeutet das Tuscheln anderer, wenn er vorbeiläuft, nichts Besonderes. Falls Sie die gleiche Situation erleben, interpretieren Sie das Tuscheln der anderen aber als gegen Sie selbst gerichtet. Tatsache ist, dass Sie nicht definitiv wissen, worüber die Kollegen getuschelt haben. Versuchen Sie es sich einmal rational zu überlegen: Hilft es Ihnen tatsächlich, wenn Sie so denken? Oder schadet es Ihnen nicht doch eher? Wie können Sie also verhindern, dass Sie negative Gefühle entwickeln, weil Sie eine Situation als gegen sich gerichtet bewerten? Aus solchen Gefühlen können schließlich Auslöser für Essanfälle werden – und diese möchten Sie ja vermeiden lernen. Oft hilft es, wenn Sie sich bewusst werden, dass Sie die Wahl haben, eine Situation als gegen sich gerichtet zu interpretieren oder als neutral bzw. offen. Denken Sie über diese Zusammenhänge nach und kommen Sie eingeschliffenen Denkfehlern auf die Spur.

Hinweis für Angehörige. Auch als Angehöriger eines Betroffenen sollten Sie darauf achten, ob Sie ebenfalls zu solchen Fehlannahmen neigen. Vielleicht können Sie sich gegenseitig unterstützen und dazu anhalten, mit dem Interpretieren zu Ihren Ungunsten aufzuhören. Gehen Sie mit gutem Beispiel voran und bestärken Sie Ihren Angehörigen darin, nicht alles von vornherein negativ zu sehen. Wenn er neutraler zu denken beginnt, wird es ihm auch mit sich selbst besser gehen. Die realistischere Sicht der eigenen Person verbessert die Grundstimmung anhaltend. Diese Entwicklung trägt wesentlich zu einer Verbesserung der Essanfallsstörung bei.

6.2 Der Umgang mit dem eigenen Körper

Sie sind mit Ihrem Körper unzufrieden und finden sich unattraktiv? Diese Sorgen kennen auch viele andere Betroffene der Essanfallsstörung. Immer wieder belasten sie sich mit Grübeleien über ihren eigenen Körper: Wiege ich zu viel? Sieht man mir an, dass ich unter Essanfällen leide? Mich kann doch keiner mögen! Und schon fühlen sie sich wieder ganz klein, weil sie sich permanent selbst herabsetzen. Kein Wunder, dass diese negative Haltung zum eigenen Aussehen ein Auslöser oder aufrechterhaltender Faktor von Essanfällen werden kann.

Entstehung des Körperbilds und seine Auswirkungen

Wie sich das Bild vom eigenen Körper entwickelt und was die Folgen sind, wenn es negativ gefärbt ist ...

Vorbestehende Bedingungen
- ▶ Ausprägung des eigenen Erscheinungsbilds: Größe, Körpergewicht, Gesicht, Haare, Körperproportionen usw.
- ▶ Von der Gesellschaft vorgegebener Idealkörper
- ▶ Umgang mit dem Körper in der Familie, eigene Erfahrungen mit dem Körper (Bewegung, Sport, Sexualität)

Auslösende Bedingungen
- ▶ Reaktionen anderer auf den eigenen Körper und deren Bewertung
- ▶ Vergleich des eigenen Körpers mit anderen
- ▶ Vergleich des eigenen Körpers mit dem Idealbild

Negatives Körperbild und dessen Auswirkungen

Verhalten	Gefühle	Gedanken
▶ Vermeiden von Bewegung ▶ Vermeiden, sich zu sehen ▶ Vermeiden, von anderen gesehen und beobachtet zu werden ▶ Rückzug aus sozialen Kontakten ▶ Verstecken des Körpers	▶ Schamgefühle ▶ Traurigkeit ▶ Ärger ▶ Angst ▶ Frustration	▶ Gedanken kreisen um negative Eigenschaften des eigenen Körpers ▶ Wert der ganzen Person wird vom Erscheinungsbild und Körpergewicht abhängig gemacht

Unter einem **negativen Körperbild** versteht man die negative Einstellung und Haltung einer Person zum eigenen Körper, zu Figur, Aussehen und Gewicht. Diese äußert sich oft darin, dass die Betroffenen sich nicht ausstehen können, sich selbst nicht gern ansehen und abwertende Gedanken über sich selbst hegen.

Die Grafik zeigt, wie das Bild vom eigenen Körper entsteht und welche Auswirkungen es haben kann. Da ist zunächst unser eigenes Erscheinungsbild – also Größe und Gewicht, Proportionen, Figur und Aussehen. Zudem sind wir alle beeinflusst vom Idealbild eines schönen Körpers, das die Medien propagieren. Und nicht zuletzt bringen wir von zu Hause eine bestimmte Einstellung zur Körperlichkeit mit. Nun beginnen wir natürlich, uns und unseren Körper zu vergleichen: ebenso mit anderen wie auch mit dem Idealbild. Und wir bemerken (oder meinen, es zu tun), wie andere auf unseren Körper reagieren. Falls diese Bewertung und die Vergleiche zu unseren Ungunsten ausfallen, kann dies fatale Folgen haben: Wir entwickeln ein negatives Körperbild von uns selbst, das oft genug gar nicht gerechtfertigt ist. Und dieses dann wieder zu korrigieren ist oft sehr schwer.

Ein Beispiel: „Hässliches Entlein"? Frau K. geht nach der Arbeit zum Einkaufen. Als sie in einem Kleidergeschäft nach einer neuen Hose sucht, kann sie es nicht vermeiden, sich im Spiegel anzusehen. Sie gefällt sich überhaupt nicht und hat das Gefühl, unattraktiv und unförmig zu sein. Sie fühlt sich unwohl, legt die Hose, die sie anprobieren wollte, weg und geht schnell nach Hause. Dabei ist sie traurig und frustriert. Sie denkt: „Mein Gott, was soll bloß aus mir werden – ich

▶

sehe so schrecklich aus!" Zu Hause setzt sie sich hin und starrt ins Leere. Dann steht sie auf und holt sich etwas zu essen. Als sie einmal mit dem Essen angefangen hat, kann sie nicht mehr aufhören.

Haben Sie auch schon eine ähnliche Situation erlebt? Was würden Sie Frau K. empfehlen? Wie soll sie mit solchen Situationen umgehen, um Auslöser von Essanfällen zu vermeiden? Falls Sie eigene Ideen haben, merken Sie sich diese und vergleichen Sie, ob sie auch in den unten stehenden Vorschlägen genannt werden. Lassen sie sich in die Tat umsetzen – und wie fühlen Sie sich im Anschluss daran?

Hinweis für Angehörige. Viele Betroffene haben ein ausgeprägt negativ gefärbtes Körperbild und können ihren eigenen Anblick kaum ertragen. Dieser Umgang mit dem eigenen Körper ist gleichzeitig oftmals ein Auslöser von Essanfällen. In der Behandlung geht es nicht darum, zu verdrängen, dass viele Betroffene mit Binge Eating Disorder unter Übergewicht und Adipositas leiden. Es geht vielmehr darum, am eigenen Körper, so wie er ist, Eigenschaften zu finden, die positiv sind: etwa schöne Haare, ausdrucksvolle Augen, lange Finger, makelloser Teint – und dies alles trotz des vorhandenen Übergewichts. Helfen Sie Ihrem Angehörigen, diese Eigenschaften seines Körpers zu erkennen und wahrzunehmen. Und loben Sie ihn für sein Engagement, seine Fortschritte oder aber auch für ein neues Kleidungsstück, das ihm steht. Motivation ist das hilfreichste Mittel – besonders, wenn sie aus dem eigenen Umfeld kommt.

Das negative Körperbild verändern. Ein negatives Körperbild entwickelt sich nicht von heute auf morgen. Es entsteht über die Jahre aus einem Wechselspiel: sowohl zwischen den eigenen Erwartungen an den Körper und denen anderer als auch der eigenen Beurteilung des Körpers und dem, was andere über ihn

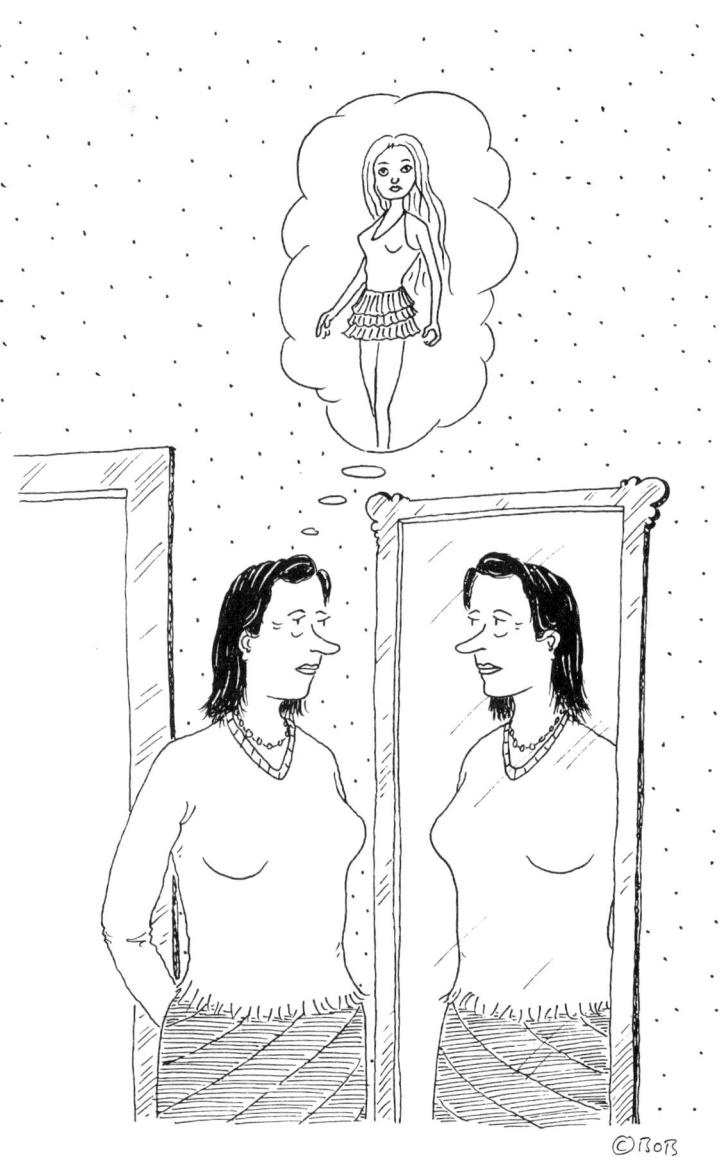

denken. Es ist nicht möglich, das Bild vom eigenen Körper schnell zu verändern. Dieser Prozess erfordert viel bewusste Auseinandersetzung mit dem Thema, Übung und Zeit. Als Einführung in die Thematik, die ich hier nicht weiter vertiefen kann, möchte ich Sie bitten, sich folgende Gedanken zu machen:

▶ Neigen Sie dazu, den Wert ihrer ganzen Person von Ihrer Figur und Ihrem Gewicht abhängig zu machen?

▶ Was würden Sie zu einer Freundin sagen, die behauptet: „Mein Körper ist nicht schön, also bin ich nichts wert"?

▶ Wer sagt denn, dass man nur mit einem schönen Körper Erfolg haben, glücklich und beliebt sein kann?

▶ Gibt es Menschen, die „nur" einen durchschnittlichen Körper haben und trotzdem erfolgreich und glücklich sind und geliebt werden?

▶ Hilft es Ihnen dabei, die Essanfälle zu bewältigen, wenn Sie sich Sorgen um Ihr Aussehen, Ihre Figur und Ihr Gewicht machen?

▶ Was halten Sie von folgendem Bekenntnis? „Ein schöner Körper erleichtert einiges. Aber ich werde keinem Gewichtsziel nacheifern, das ich nicht erreichen kann. Ein schöner Körper ist nicht alles. Ich bin mehr!" Wäre es nicht eine Erleichterung, so denken und fühlen zu können?

Und jetzt Sie: Haben Sie erkannt, worum es in den obigen Vorschlägen geht? Sie als Betroffener sollten Ihre Probleme nicht verleugnen, sondern einen anderen Umgang damit finden. Das ist oft leichter gesagt als getan. Deshalb: Wenn Sie das Schweigen brechen und mit Personen Ihres Vertrauens oder mit Ihrem Therapeuten über das Thema Körper reden, könnte das eine große Hilfe für Sie sein. Sie werden sehen: Es entlastet Sie von Ihren Nöten und Sorgen.

7 Wie lassen sich Essanfälle langfristig vermeiden?

Sie werden es schon bemerkt haben: Es ist ein langwieriger Prozess, Essanfälle bewältigen zu lernen. Er erfolgt Schritt für Schritt – Sie erinnern sich sicherlich noch an das grundlegende Ablaufmuster aus Kapitel 5. Zu Beginn der Behandlung sind andere Dinge notwendig als mitten in der Behandlung oder bei bereits gelungener Bewältigung der Essanfälle. Auch den Umgang mit Schwierigkeiten müssen Sie lernen.

Ein langer Weg. Im Grunde können Sie es mit einer Bergwanderung vergleichen: Im Tal starten Sie gut gelaunt und bei Sonnenschein. Dann kommen Sie in höhere Lagen, wo Ihnen schon der Wind um die Nase weht; Sie geraten ins Schnaufen und müssen sich anstrengen. Je höher Sie kommen, desto wärmer müssen Sie sich anziehen; Wolken ziehen auf, die Gegend wird unwirtlicher, und Sie fragen sich, ob Sie es wirklich schaffen werden. Aber dann gerät das Gipfelkreuz in Sichtweite – Sie vergessen die Anstrengung und mobilisieren noch einmal alle Kräfte. Als Sie endlich oben auf dem Gipfel stehen, reißt die Wolkendecke auf, und Sie werden mit Sonnenschein und einer atemberaubenden Fernsicht belohnt. Sie sind am Ziel und können stolz auf sich sein! Folgende Inhalte finden Sie in diesem Kapitel:

▶ Erfahrungsberichte über die Etappen der langfristigen Bewältigung von Essanfällen;

▶ Hinweise darauf, woran Sie erkennen können, dass Sie Essanfälle bewältigt haben;

▶ Hinweise darauf, was zu normalen Schwierigkeiten gehört und wann Sie die Hilfe eines Therapeuten in Anspruch nehmen sollten.

7.1 Etappen auf dem Weg

Erinnern Sie sich an das erste Mal, als es Ihnen gelungen war, den Auslöser eines Essanfalls zu vermeiden oder trotz des Auslösers einen Essanfall zu verhindern? Das sind sehr schöne Momente, die leider allzu oft wieder in Vergessenheit geraten. Vielleicht stecken Sie gerade jetzt in einer Phase, in der es nicht recht vorwärts geht – wie auf Ihrer Bergwanderung –, und zweifeln, ob sich die Mühe gelohnt hat oder ob Sie es schaffen werden. Diese Empfindungen sind normal. Beinahe in jeder Therapie kommt es einmal zu einer solchen Phase, in der nichts mehr zu gehen scheint. Genau dann aber sollten Sie durchhalten und weitermachen. Es lohnt sich, denn nach dem Gipfel folgt bekanntlich der bequemere Abstieg!

Dieser Abschnitt möchte Ihnen und Ihren Angehörigen Mut machen. Er führt die wichtigsten Erfahrungen und die häufigsten Schwierigkeiten bei der Bewältigung von Essanfällen auf. Vielleicht erkennen Sie ja die eine oder andere Situation wieder.

Der Beginn

Wichtiges. In der ersten Phase der Behandlung sollten Sie sich vor allem darauf konzentrieren, erst einmal „den Fuß in die Tür zu bekommen". Damit ist gemeint, dass es insbesondere zu Beginn schwierig ist, unerwünschte Gewohnheitsmuster zu durchbrechen. Das erste Mal, wenn es Ihnen gelingt, einen Auslöser zu erkennen und zu verhindern, ist deshalb besonders wichtig! Ist erst einmal ein Erfolgserlebnis vorhanden, geht es gleich viel leichter. Denn das Schöne an Erfolgen ist, dass sie die Befindlichkeit genauso beeinflussen wie die Schwierigkeiten. Sie werden sehen: Ganz neu beflügelt nehmen Sie den nächsten Schritt in Angriff. Und denken: Ich kann es ja doch schaffen!

Und jetzt Sie: Legen Sie für zwei Minuten das Buch beiseite und schauen Sie zurück. Hat sich Ihre Einstellung zu sich selbst nicht auch ein wenig verändert? Sie dachten am Anfang sicher das eine oder andere Mal: Das wird doch nie etwas. Und dann kamen die ersten Erfolgserlebnisse, die Sie sich vorher nie zugetraut hätten. Plötzlich wissen Sie also, dass Sie in der Lage sind, sich erfolgreich Herausforderungen zu stellen. Ist das nicht ein gutes Gefühl?

Schwieriges. Geht es Ihnen nicht genauso? Zu Beginn haben viele Betroffene das Gefühl, ein Berg von unlösbaren Problemen baue sich vor ihnen auf. Manche wenden sich frustriert ab und geben auf, bevor sie richtig angefangen haben. Hier hilft es Ihnen, Teilziele festzulegen und Schritt für Schritt in Richtung Ziel vorzugehen. Schauen Sie nicht immer auf das große Ziel – der Weg dorthin könnte Ihnen vielleicht zu lang vorkommen. Sie sollten lieber ihren Blick auf das nächste Teilziel heften, das viel näher liegt und leichter erreichbar ist. Denken Sie immer daran: Erfolgserlebnisse sind wichtig, damit Sie nicht frühzeitig aufgeben, sondern „bei der Stange bleiben". Und scheuen Sie sich nicht, sich Hilfe zu holen, wenn es nötig wird. Das ist keine Schande.

Ein Beispiel: Am Anfang. Herr K. berichtet, dass er zu Beginn ziemlich verzweifelt gewesen sei und „vor lauter Bäumen den Wald nicht mehr gesehen" habe. Er traute es sich einfach nicht zu, das ABC-Modell anzuwenden. Zudem scheute er den hohen Zeitaufwand. Seine Frau half ihm dann. Zu zweit „entschlüsselten" sie den letzten Essanfall und versuchten, Gegenstrategien zu erarbeiten. Er musste zugeben, dass das sogar ein bisschen Spaß gemacht hatte. Als er seiner Frau das erste Mal berichten konnte, dass er einen Essanfall verhindert hatte, freuten sie sich beide sehr.

Mitten in der Behandlung

Wichtiges. Mitten in der Behandlung haben viele schon erste Erfolge erlebt – Sie bestimmt auch. Situationen, die Ihnen bisher unkontrollierbar erschienen, konnten Sie mittels des ABC-Modells dechiffrieren und somit verändern. Das macht Ihnen sicherlich Mut und Freude! Vielleicht haben Sie sogar die Erfahrung gemacht, dass Sie neben den Essanfällen auch andere Herausforderungen in Ihrem Leben bewältigen können. Denn mit Hilfe des Ablaufmusters, das Sie hier kennengelernt haben, lässt sich nicht nur ein problematisches Essverhalten verändern.

Und jetzt Sie: Gönnen Sie sich eine kleine Verschnaufpause. Lassen Sie einmal Ihre Erfolgserlebnisse Revue passieren: Was haben Sie schon alles geschafft – und zwar aus eigener Kraft? Sie können sicherlich einige Punkte aufzählen. Denken Sie auch daran: Schwierigkeiten sind Anzeichen dafür, dass Sie etwas verändern. Oder anders ausgedrückt: Ohne Schwierigkeiten gibt es keine Veränderung. Ist das nicht Ansporn genug weiterzumachen? Helfen Sie sich über alle vielleicht noch kommenden Motivationstiefs mit diesem kleinen Trick hinweg. Sie werden sehen – es wirkt!

Schwieriges. Betroffene, die größere Schwierigkeiten haben, Essanfälle zu bewältigen, zeigen manchmal während der Behandlung „Ermüdungserscheinungen". Womöglich können Sie das auch von sich bestätigen: Sie haben manchmal das Gefühl, dass es nicht so recht weitergeht. Alles kostet Kraft, Sie sehen kein Licht am Ende des Tunnels und lassen den Mut sinken. Das ist durchaus verständlich. Die Bewältigungsversuche sind schließlich anstrengend, und wenn der unmittelbare Erfolg vorerst ausbleibt, kann das sehr frustrierend sein. Es lohnt sich dann, nochmals zu überprüfen, ob Sie vielleicht Ihre Ziele zu ungenau oder zu hoch gesteckt hatten. Weiter sollten Sie darauf achten, ob Ihnen ein unerreichtes Gewichtsziel die Freude an bewältigten Essanfällen verdirbt. Oftmals hegen Betroffene, die zwar die Essanfälle bewältigt, aber nicht abgenommen haben, das Gefühl, versagt zu haben. Überprüfen Sie, ob Sie vielleicht doch beides gleichzeitig zu erreichen versuchen: Essanfälle bewältigen und Gewicht reduzieren. Versuchen Sie nicht, die Forschung und die Erfahrungen vieler Betroffener und Behandlungspersonen zu widerlegen. Es gilt: Zuerst sollten Sie an Ihren Essanfällen arbeiten – und dann erst an Ihrem Gewicht!

Ein Beispiel: Unterwegs. Frau C. versucht nun schon seit etwa zwei Monaten, ihre Essanfälle in den Griff zu bekommen. Manchmal gelingt es ihr recht gut. Immer wieder aber schafft sie es nicht, Auslöser zu verhindern. Insbesondere an den Wochenenden hat sie große Schwierigkeiten. Sie ist bereits ziemlich frustriert und überlegt, ob sie aufgeben soll. Dann aber denkt sie auch an die bereits aufgewendete Zeit und daran, dass Schwierigkeiten zur Veränderung gehören. Sie nimmt nochmals das ABC-Modell zur Hand. Es fällt ihr auf, dass sie bereits während der Woche Treffen für das Wochenende vereinbaren muss, um sich ablenken zu können. Nachdem sie angefangen hat, ihr Wochenende genauso wie ihre Woche in Bezug auf Mahlzeitenplan und Kontakte mit anderen zu planen, gehen auch die Essanfälle zurück. Sie nimmt sich fest vor, auch bei der nächsten Schwierigkeit nicht die Flinte ins Korn zu werfen.

Das Ende der Behandlung

Wichtiges. Viele Betroffene berichten nach einer gewissen Zeit, dass neu erlernte Verhaltensweisen nun zu Gewohnheiten geworden sind und sie nicht mehr darauf achten müssen – sie laufen ganz automatisch ab. Dies sind deutliche Anzeichen dafür, dass das Ende der aktiven Behandlung nahe ist.

Und jetzt Sie: Forschen Sie einmal bei sich selbst nach. Welche Verhaltensweisen sind Ihnen mittlerweile so in Fleisch und Blut übergegangen, dass Sie sie fast unbemerkt auch in anderen Lebensbereichen anwenden? Vielleicht gehört das regelmäßige Essverhalten dazu, das Erstellen eines Mahlzeitenplans, die Selbstmotivation dazu oder das Vorgehen Schritt für Schritt. Vielleicht haben Sie aber auch gelernt, nicht unrealistische Erwartungen an sich selbst zu stellen, sondern sich erreichbare Ziele zu stecken.

Schwieriges. Kennen Sie das? Zahlreiche Betroffene vermeiden es, sich mit künftigen Problemen auseinanderzusetzen, sobald sie die Essanfälle bewältigen können. Das ist verständlich, aber nicht hilfreich. Sie müssen sich darauf einstellen: Auch nach einer sehr erfolgreichen Behandlung wird es immer wieder einmal Schwierigkeiten geben. Das ist nicht schlimm, sondern normal und sollte Sie nicht irritieren. Im Folgenden möchte ich Ihnen einige geeignete Strategien mit auf den Weg geben, wie Sie mit etwaigen Schwierigkeiten umgehen können.

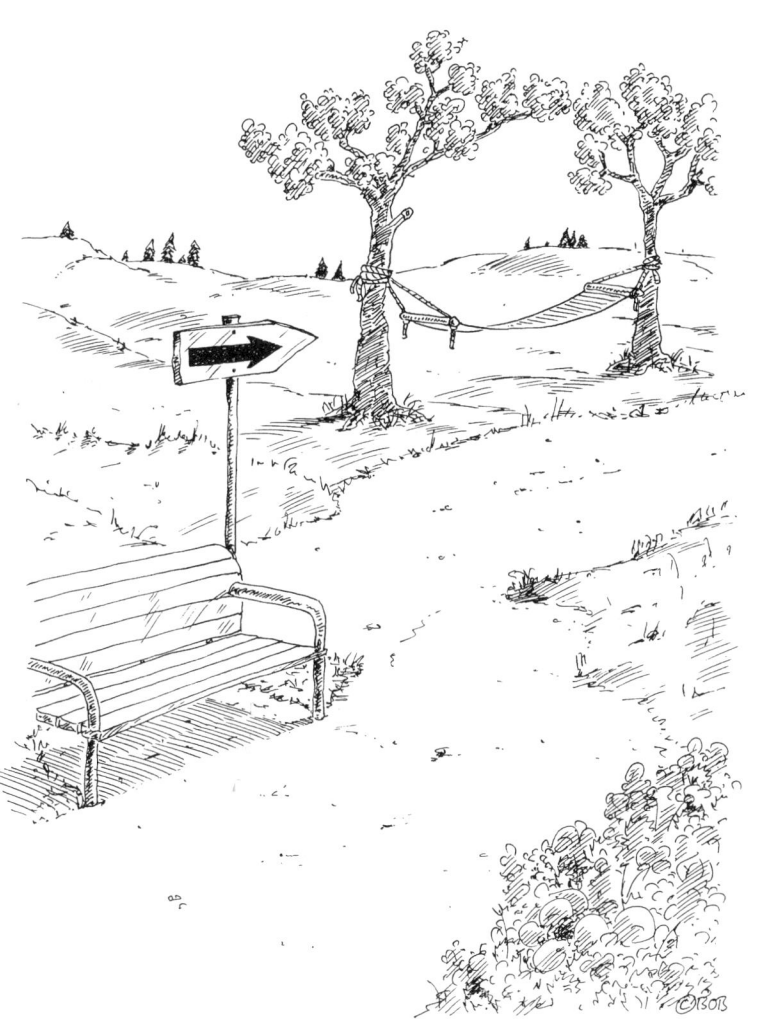

Was können Sie tun, wenn Schwierigkeiten auftauchen?

► Seien Sie wachsam (aber nicht misstrauisch) wie ein Förster in seinem Wald. Erkunden Sie das Terrain und erarbeiten Sie rechtzeitig einen Notfallplan.

► Rechnen Sie mit Schwierigkeiten. Was meinen Sie: Wann werden Sie das nächste Mal welche erleben? Bei welcher Gelegenheit?

► Planen Sie die Schwierigkeiten und die entsprechenden Bewältigungsstrategien mit Hilfe des ABC-Modells und der Notfallkärtchen.

► Jetzt ist die Erinnerung noch frisch: Fertigen Sie eine Liste mit jenen Strategien an, die Ihnen beim Bewältigen von Essanfällen am besten geholfen haben.

7.2 Woran erkennen Sie, dass Sie Ihre Essanfälle bewältigt haben?

Sie fragen sich sicher, ab wann Sie die Essanfälle als bewältigt betrachten dürfen. Es ist nicht ganz leicht, diesen Zeitpunkt zu bestimmen – er kann später oft gar nicht mehr genau festgestellt werden. Aber es gibt Anhaltspunkte, an denen Sie sich orientieren können. Falls Sie bei sich die folgenden Beobachtungen machen, sind Sie jedenfalls auf einem sehr guten Weg. Die Faustregel besagt nämlich: Wenn Sie über den Zeitraum eines halben Jahres diese und ähnliche Erfahrungen gemacht haben, dann haben Sie die Essanfallsstörung erfolgreich bewältigt.

Und jetzt Sie: Wann haben Sie das letzte Mal auf der Zielerreichungsskala eingetragen, wo Sie sich befinden? Wie nah sind Sie jetzt dem Ziel? Was bleibt gegebenenfalls noch zu tun? Wenn Sie unsicher sind, lesen Sie lieber noch einmal in den entsprechenden Kapiteln nach.

Neben der Zielerreichung, die ja für Sie konkret messbar ist, können Ihnen auch die folgenden Erfahrungen als Hinweis darauf dienen, dass Sie die Essanfälle oder die BED bewältigt haben:

▶ Sie essen mittlerweile nun vor allem während der Mahlzeiten.
▶ Sie haben überprüft, ob Ihre Zielsetzungen erreichbar sind, und denken daran, immer wieder auf Ihrer Zielerreichungsskala einzutragen, wo Sie sich befinden.
▶ Sie kennen Ihre persönlichen Risikosituationen und wissen schon im Voraus, wie Sie Essanfälle verhindern oder verkürzen können.
▶ Sie erleben weniger als zwei Essanfälle in der Woche.
▶ Falls doch einmal ein Essanfall auftritt, verzweifeln Sie nicht, sondern entschlüsseln ihn mit Hilfe des ABC-Modells.
▶ Sie sind in der Lage, aus Fehlern und Misserfolgen zu lernen, und können bei Schwierigkeiten neue, besser geeignete Notfallkärtchen erstellen.
▶ Sie wissen um den Einfluss Ihrer Gedanken auf Ihre Gefühle und Ihr Handeln. Sie können bei sich Denkfehler erkennen, die sich ungünstig auf Ihr Verhalten auswirken.
▶ Sie haben erkannt, dass Sie Schwierigkeiten im Umgang mit Ihrem Körper haben. Sie beobachten, ob diese Schwierigkeiten Essanfälle auslösen. Falls es notwendig werden sollte, können Sie geeignete Gegenmaßnahmen ergreifen und Strategien anwenden.

> **!** Machen Sie sich immer wieder klar: Eine erfolgreiche Bewältigung von Essanfällen bedeutet nicht, dass nie mehr Essanfälle auftreten werden. Wenn es Schwierigkeiten gibt, sollten Sie überprüfen, wo noch bessere Bewältigungsmöglichkeiten erarbeitet werden müssen. Diese sollten Sie wiederum im Alltag erproben.

7.3 Wann Sie doch professionelle Unterstützung brauchen

Sie blicken zurück und stellen fest, dass der große Erfolg bisher ausgeblieben ist: Sie haben alles getan und sich wirklich angestrengt, doch Ihre Essanfälle konnten Sie noch nicht bewältigen. Damit sind Sie nicht allein – so wie Ihnen geht es einigen Betroffenen. Sie haben trotz vielfältiger Bemühungen auch nach längerer Zeit noch immer große Schwierigkeiten, die Essanfälle erfolgreich zu bewältigen. Sie werden es bestätigen können: Die Gefahr bei ausbleibendem Erfolg ist groß, dass man den Mut sinken lässt, die Motivation verliert und schließlich ganz aufgibt.

Und jetzt Sie: Wenn Sie nach geraumer Zeit mit dem Ergebnis Ihrer Bemühungen nicht zufrieden sind, sollten Sie sorgsam mit sich und Ihren Kräften umgehen. Überlegen Sie, ob Sie zu hohe Erwartungen haben, ob Sie Schwierigkeiten haben, wirksame Strategien zu entwickeln oder diese durchzuhalten. Warten Sie nicht zu lange: Es ist ein Zeichen von Kompetenz, zu erkennen, wann der Zeitpunkt da ist, zusätzliche Hilfe anzunehmen. Vielleicht geht mit der Unterstützung eines geeigneten Therapeuten vieles leichter. Eine Fachperson hat Erfahrung und das entsprechende Fachwissen und kann Ihnen über Hürden hinweghelfen, die Sie allein vielleicht nicht meistern könnten.

Hinweis für Angehörige. Sie haben bei Ihrem betroffenen Angehörigen keine Verbesserung der Essprobleme feststellen können, obwohl er sich angestrengt hat? Sie sehen, wie er sich bemüht, aber auf keinen grünen Zweig kommt? Sprechen Sie mit ihm – auch darüber, ob ihm mit professioneller Hilfe möglicherweise mehr gedient ist. Erklären Sie ihm, dass es ein Zeichen von Stärke ist, sich helfen zu lassen. Unterstützen Sie ihn gegebenenfalls in seinem Entschluss, sich an einen Fachmann zu wenden. Das wird auch Sie entlasten.

Zwischenbilanz ziehen. Wenn Sie als Betroffener immer wieder eine oder mehrere der folgenden Erfahrungen machen, ohne dass sich trotz Ihrer fortgesetzten Bemühungen Verbesserungen zeigen, könnte dies ein Hinweis darauf sein, dass Sie die Unterstützung eines Therapeuten brauchen:

▶ Sie haben immer noch öfter als zweimal wöchentlich Essanfälle.

▶ Sie schaffen es nicht, sich regelmäßig zu ernähren.

▶ Sie haben Schwierigkeiten, mit Hilfe des ABC-Modells Auslöser und aufrechterhaltende Faktoren der Essanfälle zu entschlüsseln.

▶ Es gelingt Ihnen nicht, geeignete Notfallkärtchen zu erarbeiten.

▶ Sie fühlen sich den Essanfällen meistens hilflos ausgeliefert.

▶ Sie zweifeln oft an sich und Ihren Fähigkeiten, die Essprobleme überwinden zu können.

▶ Sie sind oft traurig und bedrückt oder leiden unter Ängsten, die Sie sich nicht erklären können.

▶ Sie sind lustlos und verlieren die Hoffnung.

Und jetzt Sie: Falls Sie einige dieser Erfahrungen auch gemacht haben, sollten Sie nicht mehr lange zögern, sondern sich professionelle Unterstützung holen. Im Anhang finden Sie Adressen, die Ihnen weiterhelfen können. Denken Sie daran: Hilfe zu suchen ist kein Eingeständnis eines Misserfolgs, sondern eine intelligente Problemlösung!

8 Wie Sie Ihr Übergewicht nach der Bewältigung der Essanfälle behandeln

Dieses Thema drückt Sie vielleicht ebenso sehr wie viele andere Betroffene mit einer Binge Eating Disorder: Sie leiden zusätzlich zu Ihren Essanfällen unter Übergewicht (Adipositas). Wie bereits mehrfach erwähnt, empfiehlt es sich erst im Anschluss an eine erfolgreiche Bewältigung der Essanfälle, auch gegen das Übergewicht vorzugehen. Sollten Sie zeitgleich versuchen, die Essanfälle in den Griff zu bekommen und abzunehmen, würden Sie wahrscheinlich weder das eine noch das andere schaffen. Wie in vielen anderen Bereichen ist es auch hier erfolgversprechender, sich auf eine Sache zu konzentrieren – die Gewichtsabnahme sollten Sie also erst dann in Angriff nehmen, wenn Ihre Essanfälle bewältigt sind. Dieses Kapitel informiert Sie darüber, wie Sie vorgehen können, um ein geeignetes Behandlungsprogramm zur Gewichtsabnahme zu finden. Es zeigt auch, wie dieses aussehen könnte. Folgende Inhalte finden Sie in diesem Kapitel:

▶ Informationen über verschiedene Behandlungsmöglichkeiten bei Übergewicht (Adipositas).

8.1 Was gilt es zu beachten?

Sie erinnern sich sicherlich noch an den Body Mass Index. Das ist der Körpermassenindex, der angibt, ob Sie normal- oder übergewichtig sind (zu Definition und Berechnung des BMI siehe Kapitel 2.4). Sie sollten nur dann eine Verringerung des Körpergewichts anstreben, wenn ein Body Mass Index von 27 oder mehr vorliegt. Bei einem BMI von 25 bis 27 und wenn keine medizinischen Risikofaktoren wie erhöhte Blutfettwerte, erhöhter Blutdruck oder Herzkreislaufprobleme vorliegen, empfehlen wir Ihnen, Ihr Gewicht in erster Linie zu stabilisieren und nicht unbedingt zu reduzieren. Es ist in diesem Fall wichtiger, weiter an der Besserung der Essanfälle zu arbeiten als an der Gewichtsreduktion. Gönnen Sie sich eine Behandlungspause und versuchen Sie erst einmal, mehr Bewegung in Ihren Alltag zu integrieren. Und halten Sie an einer regelmäßigen ausgewogenen Ernährung fest.

Und jetzt Sie: Haben Sie schon Ihren persönlichen Body Mass Index berechnet? Keine Angst, es ist ganz einfach: Dazu brauchen Sie Ihr aktuelles Gewicht sowie Ihre zentimetergenaue Körpergröße. Wenden Sie dann die Formel aus dem zweiten Kapitel an und sehen Sie anschließend in der Tabelle nach. Falls Ihnen das zu umständlich ist: Sie können Ihren BMI auch im Internet berechnen lassen. Suchen Sie unter den Stichwörtern „BMI", „Body Mass Index" oder „Körpermassenindex".

Dauerhafte Ernährungsumstellung. Sie haben sich also entschlossen, etwas gegen Ihr Übergewicht zu unternehmen. Nun ist die Frage, wie Sie dabei vorgehen sollen – schließlich gibt es verschiedene Möglichkeiten abzunehmen. Bei der Suche nach einem geeigneten Behandlungsprogramm kann ich Ihnen die folgenden Hinweise an die Hand geben. Sie können Ihnen dabei helfen, erfolgreich und dauerhaft Gewicht zu reduzieren, ohne danach wieder zuzunehmen oder in schädliches Essverhalten zurückzufallen. Hüten Sie sich in jedem Fall vor Hungerkuren oder Radikaldiäten – Sie mögen in Einzelfällen zwar schnelle Erfolge bringen, sind aber ungesund und auf Dauer nicht durchzuhalten; außerdem nimmt man danach oft mehr zu, als man abgenommen hat. Dies liegt daran, dass der Körper während der Diät auf einen „Energiesparmodus" umstellt – wenn dann die Energiezufuhr nach Abschluss der Diät wieder steigt, so speichert der Körper als „Vorrat" für die nächste Hungerkur viel Energie als Fett ab. Ihnen sollte es also vielmehr darum gehen, die alten, schädlichen Essgewohnheiten aufzugeben und ein neues, gesundes Essverhalten einzuüben, das sich langfristig durchhalten lässt.

Körperlich aktiv werden. Eine weitere wichtige Maßnahme, mit der Sie Ihr Körpergewicht langfristig konstant halten oder verringern können, stellt die Bewegung dar. Regelmäßige körperliche Aktivität ist neben einer regelmäßigen und ausgewogenen Ernährung das Mittel der Wahl bei der Gewichtsreduktion (Munsch & Beglinger, 2005). Natürlich wird es auf diese Art und Weise länger dauern, ein realistisches Gewichtsziel zu erreichen – aber nur so können Sie auch langfristig Gewicht abnehmen, und darauf kommt es ja schließlich an.

Was Sie bei der Suche nach geeigneten Behandlungsansätzen beachten sollten

▶ Nur langfristige Ansätze, die auf eine Veränderung des Lebensstils und der Essgewohnheiten abzielen, haben Aussicht auf Erfolg.

▶ Kurzfristige Diäten helfen nicht nur nicht, im Gegenteil: Sie schaden, da sie den grundlegenden Energieverbrauch (den Grundumsatz) herabsetzen. Langfristig tragen sie damit zu einer Gewichtszunahme bei.

▶ Gewichtsziele sind dann realistisch, wenn Sie innerhalb etwa eines halben Jahres nicht mehr als eine zehnprozen-

▶

tige Verringerung des Ausgangsgewichts anstreben. Das bedeutet bei einem 100 Kilo schweren Mann eine Gewichtsabnahme von zehn Kilo in einem halben Jahr.

▶ Eine wirksame Behandlung besteht darin, zwei Strategien
zu kombinieren: Zum einen sollten Sie die Energiezufuhr
senken und zum anderen den Energieverbrauch erhöhen.
Das bedeutet, dass Sie weniger fett- und kalorienreiche
Nahrung essen und sich mehr körperlich betätigen.

▶ Schenken Sie „Heilsversprechungen" keinen Glauben! Es
lässt sich immer ein Ausnahmefall finden, der tatsächlich
in einem Monat zehn Kilo Gewicht verloren hat. Aber das
ist nicht die Norm und gilt nicht für den Durchschnitts-
menschen, der abnehmen will. Außerdem sind solche
schnellen Gewichtsverluste nicht selten von kurzer Dauer
– man nimmt schnell wieder zu, weil man nicht auf Dauer
so wenig essen kann.

▶ Die Verringerung des Körpergewichts ist eine langfristige
Angelegenheit. Üben Sie sich in dem, was Sie bereits gelernt haben: Gehen Sie Schritt für Schritt vor, und versuchen Sie, sich Teilziele zu stecken, die auch erreichbar
sind. Ganz wichtig dabei ist: Belohnen Sie sich dafür, wenn
Sie ein solches Teilziel erreicht haben! Es wird Sie zum
Weitermachen anspornen.

8.2   So nehmen Sie langfristig ab

Wie schon bei der Bewältigung der Essanfälle stehen Ihnen auch
für die Gewichtsabnahme prinzipiell mehrere Möglichkeiten zur
Verfügung: Sie können es im „Alleingang" versuchen, mit Hilfe
Ihres Arztes oder Therapeuten oder innerhalb einer Gruppe von
Gleichgesinnten. Wie Sie vorgehen, ist Ihre private Entschei-

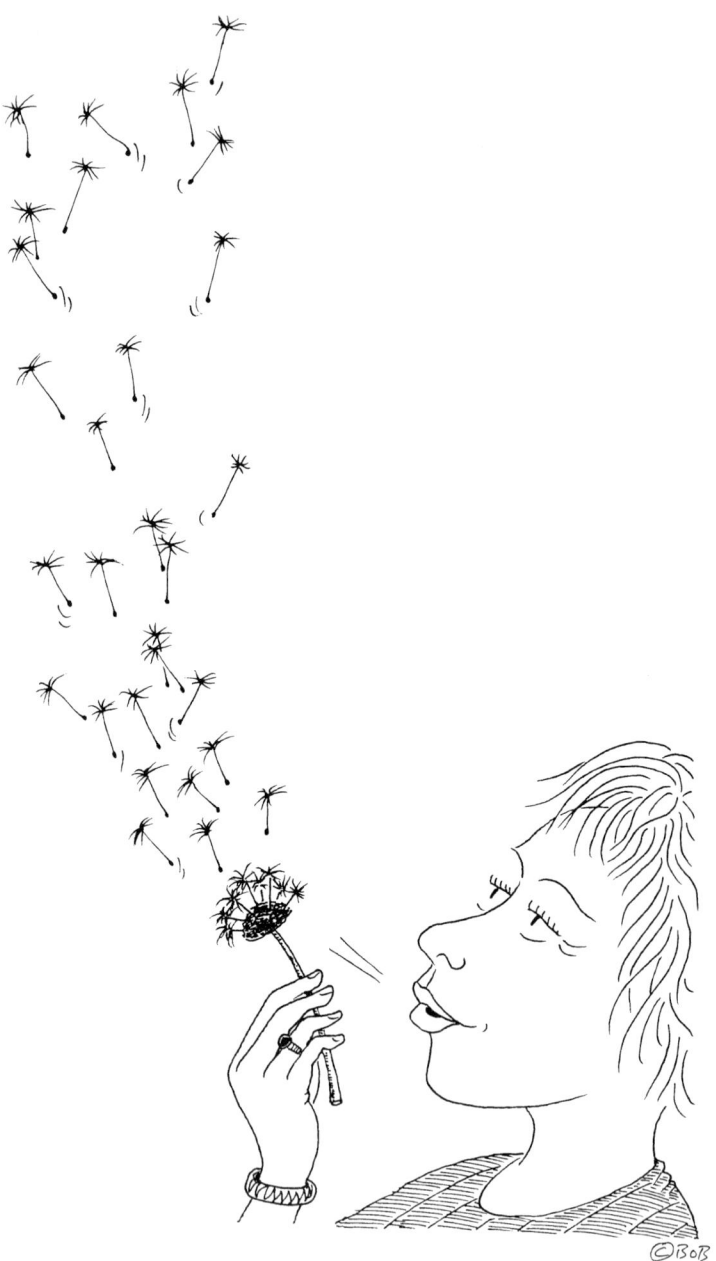

dung und hat auch mit Ihren persönlichen Neigungen zu tun. Viele Menschen haben Hemmungen, in einer Gruppe über ihre Gewichtsprobleme zu sprechen – selbst wenn die anderen ebenfalls mit Übergewicht zu kämpfen haben. Anderen wiederum kommt diese Methode sehr entgegen, da sie sich so besser motivieren können.

Und jetzt Sie: Überlegen Sie, welches Vorgehen für Sie am ehesten in Frage kommt. Möchten Sie es allein oder in der Gruppe schaffen oder brauchen Sie einen Fachmann an Ihrer Seite? Sprechen Sie mit Ihrem Arzt darüber – er kennt Sie und wird Ihnen seine Einschätzung mitteilen, wenn Sie ihn darum bitten. Er kann Ihnen auch geeignetes Material an die Hand geben. Wenn Sie es allein versuchen wollen, fragen Sie am besten Ihre Krankenkasse nach einer Broschüre mit gesunden Ernährungs- und Abnehmtipps.

Gruppendynamik. Es gibt mittlerweile viele Selbsthilfegruppen, in denen man in Gemeinschaft mit anderen das eigene Essverhalten umstellen und gezielt abnehmen kann. Die Weight Watchers sind hier sicherlich als bekanntestes Beispiel zu nennen, aber auch verschiedene Fitnesszentren, spezialisierte Institutionen, universitäre Kliniken bzw. Krankenkassen bieten entsprechende Programme an. Dort werden Sie von Experten betreut, die mit Ihnen zusammen einen geeigneten Diätplan erstellen und Ihre etwaigen Ernährungsfehler korrigieren. Das große Plus solcher Abnehmprogramme in der Gruppe ist, dass Sie Gleichgesinnte mit demselben Problem kennenlernen. Man spricht sich untereinander aus und fühlt sich verstanden. Zudem können Sie die regelmäßigen Treffen sowie Erfolge der anderen dazu anspornen, durchzuhalten, auch wenn Sie selbst einmal auf der Stelle treten oder sogar kurzfristig etwas zunehmen.

! Gerade für Betroffene von Essanfällen gilt: Finger weg von Hungerkuren oder Radikaldiäten! Sie üben nur erneut schädliches Essverhalten ein, indem Sie sich kasteien, auf viele Lebensmittel verzichten und die Nahrungsaufnahme drastisch einschränken. Oft genug bleiben Sie während solcher Diäten stets hungrig und erliegen irgendwann doch wieder der Versuchung: Sie naschen. Dann kann es leicht zum Dammbruch-Phänomen kommen, und Sie finden sich unkontrolliert essend vor dem Kühlschrank wieder. Und dann beginnt der Teufelskreis der Essanfälle womöglich von vorn.

Ärztliche Aufsicht. Generell sollten Sie sich einem Arzt anvertrauen, wenn Sie bedenkliches Übergewicht haben oder bereits unter Symptomen wie Bluthochdruck, Kurzatmigkeit, Herzrasen oder Gelenkschmerzen leiden. Hier auf eigene Faust eine Diät durchzuführen, könnte gesundheitsgefährdende Folgen für Sie haben. Schildern Sie dem Arzt Ihre Nöte und Ihre Vorgeschichte und arbeiten Sie mit ihm gemeinsam einen Abnahmeplan aus, der ganz auf Ihre Bedürfnisse zugeschnitten ist. Ein guter Arzt wird darauf achten, dass Sie langsam, aber dafür langfristig abnehmen. Und das sollte auch Ihr Ziel sein.

Und jetzt Sie: Lassen Sie sich nicht entmutigen, wenn es mit dem Abnehmen nicht so schnell geht, wie Sie es gern hätten: Nur so gehen Sie sicher, dass die verlorenen Kilos nicht mehr zurückkehren und Sie Ihrer Gesundheit nicht schaden.

Fit wie ein Turnschuh. Sie wissen es bereits: Die zweite Säule einer langfristigen Gewichtsreduktion ist neben der gesunden Ernährung die körperliche Bewegung. Nur wenn Sie auch den Energieverbrauch erhöhen, werden Sie dauerhaft Gewicht ver-

ringern können. Indem Sie beim Training Muskelmasse aufbauen, arbeiten Sie in zweifacher Hinsicht für sich. Zum einen
verbrennen Sie Energie bei der körperlichen Aktivität, und zum
anderen verbraucht die aufgebaute Muskelmasse auch im Ruhe-
zustand mehr Energie als früher. Mit anderen Worten: Ihr Ru-
heumsatz steigt! Weitere wichtige Nebeneffekte sind, dass sich
Ihre Stimmung stabilisiert und Sie ein besseres Körpergefühl
entwickeln. Außerdem werden Sie stolz auf sich sein, Ihren „in-
neren Schweinehund" besiegt zu haben. Mit folgenden Tipps
und Tricks können Sie sich auch im Alltag zu mehr Bewegung
überlisten:

▶ Nehmen Sie anstelle des Aufzugs die Treppen.

▶ Legen Sie in Zukunft kurze Strecken wie etwa zum Brief-
kasten nicht mit dem Auto zurück, sondern zu Fuß.

▶ Steigen Sie eine Haltestelle früher aus und gehen Sie die letzten Meter zu Fuß.

▶ Nutzen Sie Werbepausen im Fernsehen und vertreten Sie
sich die Beine; dasselbe gilt für die Mittagspause am Arbeits-
platz.

▶ Telefonieren Sie im Stehen und machen Sie dabei ein paar
Dehnübungen.

▶ Rufen Sie den Kollegen im Nebenbüro bzw. den Nachbarn
zu Hause nicht an, sondern gehen Sie die paar Schritte zu
ihm hinüber.

▶ Lassen Sie sich den Kaffee nicht von den Kollegen oder vom
Lebenspartner mitbringen, sondern stehen Sie selbst auf, um
ihn sich zu holen.

! Im Anhang finden Sie eine Reihe von Adressen, unter denen Sie weitere Informationen zum Thema gesundes Abnehmen erhalten können. Falls Sie Fragen haben, sollten Sie
sich an einen Therapeuten oder an Ihren Arzt wenden.

Alles Gute!

Herzlichen Glückwunsch: Mit Entschlossenheit und Durchhaltevermögen haben Sie sich durch dieses Buch gearbeitet. Dieses Engagement ist nicht hoch genug zu loben. Voller Bewunderung beobachte ich immer wieder Menschen, die Probleme selbstständig in Angriff nehmen und versuchen, sie zu bewältigen. Genau wie Sie! Vergessen Sie nicht, sich selbst immer wieder für Ihren Einsatz zu loben und zu belohnen. Sie haben es sich verdient: Es ist schließlich ein großer Kraftakt, eingefahrene Verhaltensmuster aufzubrechen und neues Verhalten einzuüben.

Wahrscheinlich wird es in der ersten Zeit immer mal wieder Situationen geben, in denen Sie in alte Gewohnheiten zurückzufallen drohen. Machen Sie sich dann keine Vorwürfe, denn das ist normal. Umstellungen von dieser Tragweise gehen nicht reibungslos von heute auf morgen vonstatten, und jahre-lang praktizierte Verhaltensmuster verschwinden nicht über Nacht. Viel wichtiger ist, dass Sie sich von solchen Rückfällen nicht beirren lassen und Ihren Kurs beibehalten. Nun haben Sie auf dem Weg aus der Essanfallsstörung schon eine so weite Strecke zurückgelegt – bleiben Sie dabei! Sie konnten viele Erfolge verzeichnen und wissen darum, dass es sich lohnt.

Auch Ihnen, den Angehörigen, möchte ich ein herzliches Dankeschön aussprechen, dafür, dass Sie Geduld hatten, wenn der Betroffene beinahe verzweifelt wäre oder kurz vor dem Aufgeben war. Danke auch, dass Sie Hoffnung hatten, wenn er schon aufgeben wollte, und immer wieder versucht haben, ihn zu unterstützen. Auch Sie haben Anteil an seinem Erfolg.

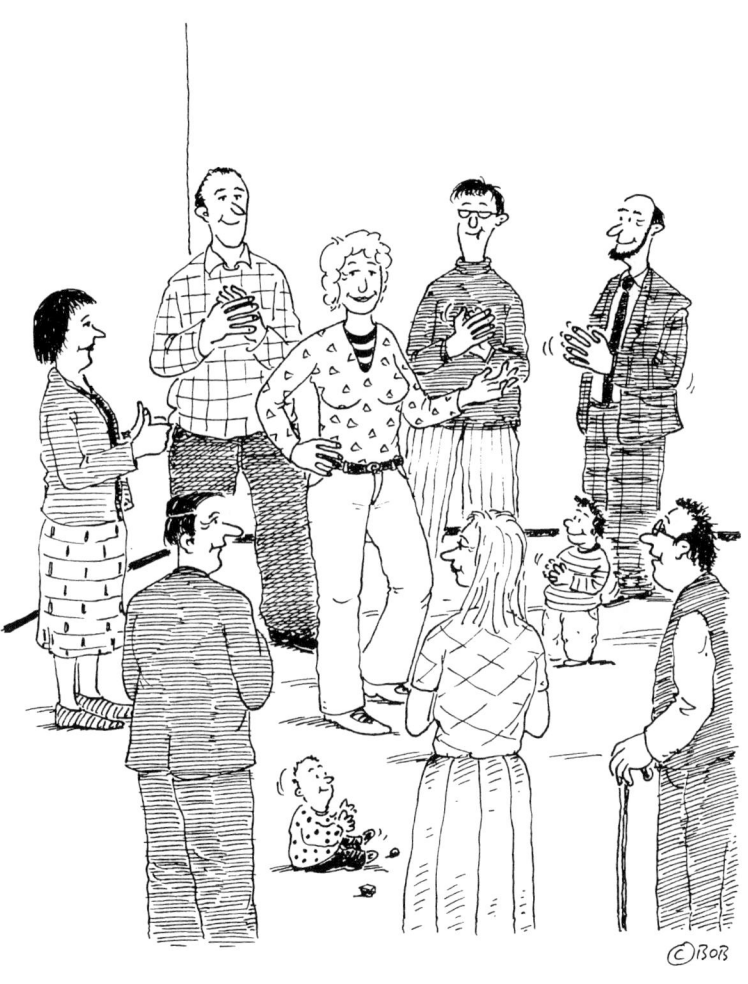

Wo findet man Hilfe?

Weiterführende Adressen

Deutschland

Psychosomatische Fachklinik Bad Dürkheim
Kurbrunnenstr. 12
D-67098 Bad Dürkheim
Tel. 0049 (0) 63 22/93 40
Fax 0049 (0) 63 22/93 42 01

TCE-Therapiezentrum für Essstörungen
Max-Planck-Institut für Psychiatrie
München
Schleißheimer Str. 267
D-80809 München
Tel. 0049 (0) 89/3 56 24 90
Fax 0049 (0) 89/35 62 49 99

Klinik Roseneck
Am Roseneck 6
D-83209 Prien am Chiemsee
Tel. 0049 (0) 1 80/2 24 14 01 oder 0 80 51/6 80
Fax 0049 (0) 80 51/65 36 92

Schweiz

Fakultät für Psychologie
Abteilung Klinische Psychologie und Psychotherapie
Missionsstr. 60/62
CH-4055 Basel
Tel. 0041 (0) 61/267 06 52

Psychiatrische Universitätspoliklinik
Inselspital Bern
Sprechstunde für Essstörungen
Murtenstr. 21
CH-3011 Bern
Tel. 0041 (0) 31/632 88 11

Psychiatrische Klinik Hohenegg
Sprechstunde für Essstörungen und stationäre Psychotherapie
Pfannenstilstr.
CH-8706 Meilen
Tel. 0041 (0) 1/925 12 12

Klinik Meissenberg
Meisenbergstr. 17
Psychiatrische und Psychotherapeutische
Spezialklinik für Frauen
Postfach 1060
CH-6301 Zug
Tel. 0041 (0) 41/726 557
Fax 0041 (0) 41/ 726 57 90

Zentrum Selbsthilfe
Feldbergstr. 55
CH-4057 Basel
Tel. 0041 (0) 61/689 90 90
Fax 0041 (0) 61/689 90 99

Schweizerische Adipositas-Stiftung
Tödistr. 48
CH-8002 Zürich
Tel. 0041 (0) 44/251 54 13
Fax 0041 (0) 44/251 54 44

Internetadressen

Deutschland

www.medizin.de/gesundheit/deutsch/900.htm

www.medizin.de/gesundheit/deutsch/899.htm

www.onmeda.de/krankheiten/binge_eating_stoerung.html

www.dr-gumpert.de/html/binge-eating-disorder.html

www.verhaltenstherapie.at/Ratgeber/essstoerungen.htm
(Patientenratgeber Essstörungen (Arbeitskreis Verhaltensthera-pie)

www.bzga-essstoerungen.de/essstoerungen/index.htm
(Essstörungen: Informationen für Betroffene, Angehörige, Fach-leute und allgemein Interessierte von der Bundeszentrale für gesundheitliche Aufklärung)

www.adipositas-gesellschaft.de/index.php (Deutsche Adipositas-Gesellschaft e.V.)

www.dge.de/ (Deutsche Gesellschaft für Ernährungsmedizin, DGEM) www.dgem.de/ (Deutsche Gesellschaft für Ernährung, DGE)

www.daem.de/akademie/hintergrund.htm (Deutsche Akademie für Ernährungsmedizin, DAEM)

Schweiz

www.netzwerk-essstoerungen.ch

www.essstoerung.ch/

www.sprechzimmer.ch/sprechzimmer/Krankheitsbilder/Binge_Eating_Disorder_BED.php

Österreich

www.oeges.or.at/index.html (Österreichische Gesellschaft für Essstörungen, ÖGES)

Glossar

ABC-Modell. Eine Hilfestellung für Betroffene zur Analyse des Problemverhaltns, zum Beispiel bei Binge Eating Disoder (siehe *Binge Eating Disoder*). Es werden drei Bereiche unterschieden: Auslöser (*antecendents*, A), Verhalten (*behavior*, B) und Gedanken (*cognitions*, C). Das Modell kann Betroffenen helfen, Auslöser zu finden, die bei ihnen ein Verhalten triggern (zum Beispiel Auslöser für den Essanfall). Weiter kann das störende Verhalten selbst analysiert werden (B), und es hilft, die Konsequenzen, die sich daraus ergeben (die Gedanken C), herauszufinden.

Affektive Störungen. Eine Gruppe von psychischen Störungen, die sich mit Stimmungszuständen beschäftigt. Dazu zählen Zustände schlechter Stimmung (siehe *Depressionen*), aber auch Zustände extrem guter Stimmung (Manien).

Angststörungen. Eine Gruppe von psychischen Störungen. Angst wird so stark und häufig erlebt, dass die Betroffenen darunter leiden und oft ihrem alltäglichen Leben nicht mehr in gewohnter Weise nachgehen können.

Anorexia nervosa (Magersucht). Essstörung, bei der die Betroffenen ihre Nahrungsaufnahme so stark einschränken, dass sie bis auf ein lebensgefährliches Untergewicht abnehmen. Bei den meisten der betroffenen Frauen bleibt die Menstruation als Folge der Mangelernährung aus. Weiter sind vielfältige weitere körperliche Folgeerscheinungen mit der Anorexia nervosa assoziiert. Die Betroffenen, meist Frauen, fallen weiter durch bizarres Essverhalten und durch eine Körperbildverzerrung auf. Sie nehmen sich als übergewichtig war, obwohl sie unter deutlichem Untergewicht leiden. Der Selbstwert der Betroffenen ist übermäßig vom Gewicht abhängig.

Ätiologie. Dieser aus dem Griechischen abgeleitete Begriff bezeichnet die Lehre von den Ursachen. Er wird also im Zusammenhang mit der Erforschung und dem Wissen um Ursachen (in diesem Buch den Ursachen und Auslösern von Binge Eating Disorder) verwendet (siehe *Binge Eating Disorder*).

Auslöserkontrolltechniken (Stimuluskontrolle). Verhaltensweisen, die dann angewendet werden, wenn Betroffene Situationen ausgesetzt sind, die ein Problemverhalten auslösen können. Sie dienen unter anderem dazu, dass sich die Betroffenen nicht von den Situationen ablenken lassen und so die Wahrscheinlichkeit erhöht würde, wieder einen Essanfall zu erleben. Dies kann für Betroffene mit BED (siehe *Binge Eating Disorder*) zum Beispiel bedeuten, sich ganz bewusst auf das Essen zu konzentrieren, kleine Bissen zu schneiden, im Tagesablauf in kritischen Stunden (zum Beispiel nach Feierabend) eine positive Aktivität (siehe *positives Aktivitätentraining*) einzuplanen etc.

Binge Eating Disorder (BED, Essanfallsstörung). Essstörung, bei der die Betroffenen Essanfälle erleben. Meistens werden nach dem Essanfall keine Kompensationsmaßnahmen ergriffen, um die während der Essanfälle zugeführte Energie wieder abzuführen.

Body Mass Index (BMI). Index für das Verhältnis von Körpergröße und Körpergewicht. Der BMI korreliert hoch mit dem Körperfettanteil und wird deswegen auch als Richtwert für das ideale Körpergewicht bzw. für Gesundheitsschäden herangezogen. Beim Body Mass Index wird der Körperbau mit einbezogen. Die Berechnung des BMI erfolgt mittels der Formel Körpergewicht geteilt durch Körpergröße in Metern[2].

Bulimia nervosa (Ess-Brech-Sucht). Essstörung, bei der die Betroffenen Essanfälle (siehe *Essanfall*) erleben. Aus Angst vor Gewichtszunahme werden im Anschluss an die Essanfälle gezielt Maßnahmen ergriffen, um den Auswirkungen der Essanfälle entgegenzuwirken (etwa durch das Herbeiführen von Erbrechen, Einnahme von Abführmitteln, übermäßiges Sporttreiben etc.). Es sind deutlich häufiger Frauen als Männer betroffen. Die meisten Betroffenen sind normal oder leicht unter- bzw. übergewichtig. Charakteristisch sind weiter ein negatives Körperbild und ähnlich wie bei der Anorexia nervosa eine übermäßige Abhängigkeit des Selbstwerts von Figur und Gewicht.

Delegierte Psychotherapie (CH). Die delegierte Psychotherapie, wie sie in der Schweiz stattfindet, ist definiert als die psychologische Therapie in einer ärztlichen Institution oder Praxis. Damit wird sichergestellt, dass die Psychotherapie als Leistung der Krankenkasse dem Patienten vergütet wird.

Depressionen. Gehören zu den affektiven Störungen (siehe *affektive Störungen*). Mit Depressionen werden Phasen schlechter bis hin zu extrem schlechter Stimmung bezeichnet, unter denen Betroffene stark leiden und oft nicht mehr in der Lage sind, ihrem alltäglichen Leben nachzugehen.

Doppelte Buchführung. Die Tendenz, ähnliche Ereignisse bei sich und anderen unterschiedlich zu interpretieren oder zu gewichten. Fehler, die andere begehen, sind nicht so gravierend. Bei Fehlern, die die Person selbst begeht, werden aber schlimme Konsequenzen befürchtet.

Erstmanifestation. Dieser Begriff bezeichnet den Zeitpunkt, zu dem ein Ereignis (zum Beispiel eine Störung oder eine Erkrankung) erstmals als klinisches Vollbild auftritt.

Essanfall. Von einem Essanfall spricht man, wenn über einen klar abgegrenzten Zeitraum (zum Beispiel zwei Stunden) eine Nahrungsmenge gegessen wird, die normalerweise als zu groß betrachtet würde. Essanfälle kommen vor allem bei Betroffenen mit Bulimia nervosa oder Binge Eating Disorder gehäuft vor (siehe *Bulimia nervosa, Binge Eating Disorder*).

Gewichtsreduktionsprogramme. Behandlungsprogramme, in denen aufgrund akueller Erkenntnisse Strategien vermittelt werden, das Gewicht langfristig zu reduzieren. Die Strategien umfassen die Verringerung der Energiezufuhr bei gleichzeitiger Erhöhung des Energieverbrauchs. Dies sind meist mehrwöchige Kurse bis hin zu Gemeinschaften (zum Beispiel Weight Watchers), bei denen die Teilnehmer bewusst angeleitet und motiviert werden, ihr Gewicht zu reduzieren.

Gruppentherapie. Bezeichnet eine Form von Psychotherapie. Dabei wird nicht ein Patient allein, sondern eine ganze Gruppe von Patienten (meist mit derselben Problematik) behandelt.

Kognitive Fehler (Denkfehler). Gedankenketten, die gewohnheitsmäßig zu einer unlogischen oder verzerrten Wahrnehmung von Ereignissen im Umfeld führen.

Kognitive Verhaltenstherapie. Stellt eine von vielen Therapierichtungen dar, die die Analyse und Veränderung von psychischen Schwierigkeiten fokussiert. Psychische Schwierigkeiten und Störungen werden als Folge von Wechselwirkungen zwischen ungünstigen Verhaltensweisen, Interpretationen von Ereignissen, gefühlsmäßigen und körperlichen Konsequenzen gesehen. Die kognitive Verhaltenstherapie stellt ein übendes Verfahren dar, in dem der Therapeut den Patienten zur Fachperson für das Verständnis und die Bewältigung seiner Störung trainiert. Ebenso werden Gedankengänge und Wahrnehmung beleuchtet und, falls diese ebenfalls zu den Problemen beitragen, mit den Betroffenen zusammen bearbeitet.

Körperbild/Körperschema. Die Idee oder Vorstellung, die jemand von seinem eigenen Körper hat. Im weitesten Sinne auch die Art und Weise, wie jemand seinen Körper wahrnimmt und mit ihm umgeht.

Positives Aktivitätentraining. Die Suche und der Aufbau von Beschäftigungen (Freizeitaktivitäten, Hobbys), die als angenehm erlebt werden. Diese können zur Entspannung und zu größerem Wohlbefinden beitragen.

Protrahierter Essanfall. Bei dieser Art von Essanfällen nimmt der Betroffene über einen längeren Zeitraum (etwa über einen ganzen Nachmittag) unkontrolliert Essen zu sich. Der genaue Beginn und das genaue Ende eines solchen Essanfalls kann meist nicht bestimmt werden.

Psychopharmaka. Medikamente, die besonders helfen, psychische Erkrankungen zu lindern oder zu heilen. So kommen zum Beispiel Medikamente mit stimmungshebender Wirkung, sogenannte Psychopharmaka, zum Einsatz, um Depressionen (siehe *Depressionen*) zu behandeln.

Reaktionskontrolltechniken. Verhaltensweisen, die von den Betroffenen in einer Situation angewendet werden, in der es schwierig ist, ein problematisches Verhalten zu kontrollieren; Beispiel: Patienten mit BED, bei denen ein zwischenmenschlicher Konflikt einen Essanfall ausgelöst hat. Techniken zur Reaktionskontrolle konzentrieren sich dann auf die Verkürzung oder die Reduktion der Stärke des Essanfalls. So kann es etwa helfen, bis 120 zu zählen oder ein Telefongespräch zu führen, um nicht unkontrolliert weiter zu essen.

Realistisches Gewichtsziel. Zielgewicht bei einer übergewichtigen oder adipösen Person, das nach aktuellen wissenschaftlichen Erkenntnissen erreichbar ist. Dabei gilt als Faustregel, dass höchstens eine Gewichtsreduktion von 10 Prozent des Ausgangsgewichts im Verlauf von sechs Monaten angestrebt werden soll.

Restriktives Essverhalten. Bei diesem Essverhalten wird die Nahrungsaufnahme bewusst eingeschränkt. Die Nahrungszufuhr erfolgt aufgrund innerer Diätregeln und unabhängig von Hunger und Appetit; diese bleiben dabei erhalten.

Therapieforschung. In der Therapieforschung wird zum einen untersucht, wie groß der Nutzen einer Therapie ist (zum Beispiel gemessen an der Anzahl genesener Patienten). Zum anderen wird auch untersucht, welche Bereiche innerhalb der Therapie (zum Beispiel Motivation des Patienten, Verhalten des Therapeuten etc.) einen besonders starken Einfluss auf die Besserung des Störungsbilds haben.

Verlauf. In der Psychologie wird dieser Begriff für die gesamte Krankheitsgeschichte eines Betroffenen verwendet. Ähnlich wie bei medizinischen Krankheiten unterscheidet man zwischen guten Verläufen (die Betroffenen werden störungsfrei, gesund) und weniger guten bis schlechten Verläufen (die psychischen Erkrankungen heilen nur teilweise aus oder verschlechtern sich ständig).

Zielerreichungsskalierung. Mittels der Zielerreichungsskalierung wird festgehalten, wie der gewünschte Endzustand der Behandlung aussehen soll. Weiter werden die Etappen auf dem Weg zum Ziel konkret ausformuliert. Während der Behandlung kann immer wieder überprüft werden, ob sich eine Verbesserung im Sinne des schrittweisen Erreichens der formulierten Ziele und Zwischenziele beobachten lässt.

Literatur

Weiterführende Literatur

Cuntz, U. & Hillert, A. (1998). Essstörungen. Ursachen, Symptome, Therapien. München: Beck.

Heimann, D. & Rossmeier, A. (1999). Das Weg-mit-dem-Fett-Rezeptbuch: Tips und Tricks zur fettnormalisierten Küche. Köln: vgs.

Mucha, S. & Hoffmann, K. (1998). Essstörungen erkennen, verstehen, überwinden. Stuttgart: Trias.

Schmidt, U. & Treasure, J. (1998). Die Bulimie besiegen. Ein Selbsthilfe-Programm. Frankfurt: Campus.

Vocks, S. & Legenbauer, T. (2005). Wer schön sein will, muss leiden? Wege aus dem Schönheitswahn – ein Ratgeber. Hogrefe.

Fachliteratur

Fairburn, C. & Wilson, G. (1993). Binge Eating. Nature, Assessment and Treatment. New York: Guilford Press.

Hilbert, A. (2005). Course, Etiology, and Maintenance of Binge Eating Disorder. In Munsch, S. & Beglinger, C. (2005). Obesity and Binge Eating Disorder. Basel: Karger.

Munsch, S. (2003). Binge Eating: Kognitive Verhaltenstherapie bei Essanfällen. Weinheim: Beltz PVU.

Munsch, S. & Beglinger, C. (2005). Obesity and Binge Eating Disorder. Basel: Karger.

Munsch, S., Biedert, E., Meyer, A., Michael, T., Schlup, B., Tuch, A. & Margraf, J. (2007). A Randomized Comparison of Cognitive Behavioral Therapy and Behavioral Weight Management Treatment for Overweight Individuals with Binge Eating Disorder. International Journal of Eating Disorders, 40(2), 102–113.

National Institute of Health and Clinical Excellence: www.nice.org.uk/

Tuschen-Caffier, B. & Schlüssel, C. (2005). Binge Eating Disorder: A New Eating Disorder or an Epiphenomenon of Obesity? In Munsch, S. & Beglinger, C. (2005). Obesity and Binge Eating Disorder. Basel: Karger.

Wilfley, D., Wilson, G. & Agras, W. (2003). The clinical significance of binge eating disorder. International Journal of Eating Disorders, 34, 96–106.

Sachwortverzeichnis

Selbstbewusst = unverschämt?
Das Patientenbuch zum Fachbuch

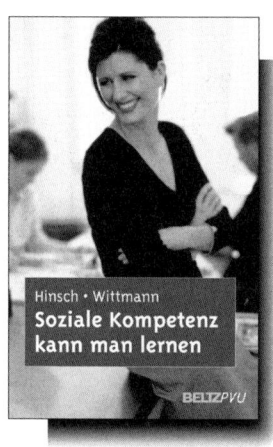

Rüdiger Hinsch •
Simone Wittmann
**Soziale Kompetenz
kann man lernen**
Gebunden. VIII, 175 S.
ISBN 978-3-621-27529-3

**Sozial kompetent sind wir, wenn wir unsere
Rechte durchsetzen, soziale Beziehungen aktiv
gestalten, eigene Gefühle und Bedürfnisse
sympathisch äußern – die meisten von uns
haben allerdings an irgendeiner Stelle
Schwierigkeiten, die uns deutlich im Miteinander oder im „Ganz-Ich-Sein" hemmen. An
dieser Stelle setzt das Buch an.**

Hilflose Wut, hilflose Zärtlichkeit – wer kennt
das nicht? Wer hat noch nicht erfahren, wie
schwer es sein kann, auf andere zuzugehen oder
sich von ihnen abzugrenzen?

Das Zauberwort „Kommunikation" hat in der
psychologischen Forschung zu einer Flut von
Veröffentlichungen geführt, deren Ergebnisse in
diesem Buch verständlich und leicht umsetzbar
aufbereitet werden.

► In einem 3-Schritt-Programm üben Sie
zunächst, Ihre Rechte durchzusetzen
und zu reklamieren.
► Die zweite Stufe bildet die bessere
Kommunikation in der Partnerschaft und
bei bestehenden Kontakten.
► Zuletzt wird die Kontaktaufnahme und
-vertiefung mit Unbekannten trainiert,
um auf andere zugehen zu können, ohne
sich selbst aufzugeben.

Das Buch ist zum Selbststudium geeignet.
Für Trainer und Therapeuten dürfte es interes-
sant sein, da sie es ihren Klienten begleitend
zum Gruppentraining empfehlen können.

Verlagsgruppe Beltz • Postfach 100154 • 69441 Weinheim • www.beltz.de

Grundkonzepte der Psychotherapie

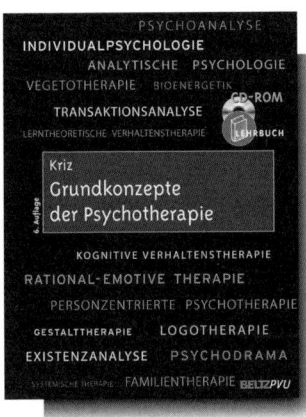

Jürgen Kriz
**Grundkonzepte der
Psychotherapie**
6. vollst. überarb. Auflage
2007. Mit CD-ROM
Gebunden. XXVI, 326 S.
ISBN 978-3-621-27601-6

„Grundkonzepte der Psychotherapie" hat
sich zum Standardwerk etabliert. Für die
vollständig überarbeitete 6. Auflage wur-
den zahlreiche Hinweise aus der Leserschaft
berücksichtigt. Die wichtigste Neuerung:
viele Fallbeispiele auf beiliegender
CD-ROM!

Durch die handbuchartig gehaltenen Kapitel
und ein detailliertes Sachwortverzeichnis eig-
net sich das Buch vorzüglich zum gezielten
Nachlesen und Nachschlagen.
Zusammenfassungen am Kapitelende und
(Selbstüber-)Prüfungsfragen helfen, sich in
die Vorgehensweisen der verschiedenen
Therapieschulen einzuarbeiten. Schaubilder
verdeutlichen historische Zusammenhänge
der Psychotherapieverfahren.
Nicht nur Studierende der Psychologie, sondern alle, die sich einen Überblick über psychotherapeutische Verfahren schaffen wollen,
werden dieses Buch schätzen.

Inhalte der CD-ROM:

► Verständnisfragen
► Zusammenfassungen
► Fallbeispiele zu den
  Psychotherapieverfahren

Verlagsgruppe Beltz • Postfach 100154 • 69441 Weinheim • www.beltz.de

Psychologie der Spiritualität

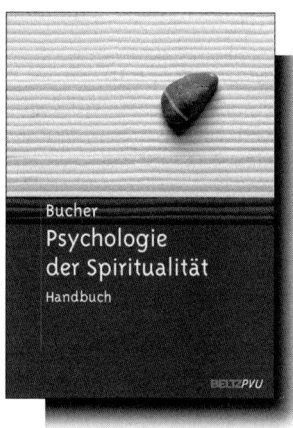

Anton Bucher
Psychologie der Spiritualität
Handbuch
2007. Gebunden. VII, 232 S.
ISBN 978-3-621-27615-3

Im Leben der Menschen verliert institutionalisierte Religiosität, vor allem die Zugehörigkeit zu den großen Kirchen, an Bedeutung – das Interesse an individuell erlebter Spiritualität aber wächst. Sie wird deswegen auch in der Psychologie immer mehr zum Thema.

Vor allem die angelsächsische Psychologie widmet sich zunehmend der Spiritualität. Auch im deutschen Sprachraum wird das Interesse an Spiritualität größer, nicht zuletzt an Spiritualität als Ressource in Therapie und Beratung. Noch allerdings hat sie sich in der Fachdiskussion nicht etabliert – man kann Psychologie studieren, ohne je mit Spiritualität in Berührung zu kommen. Dieses Handbuch gibt erstmals einen umfassenden Überblick zum Thema.

Aus dem Inhalt:
▸ Warum ist Spiritualität in der Psychologie aktuell und notwendig?
▸ Was ist Spiritualität?
▸ Spirituelle Entwicklung
▸ Effekte von Spiritualität
▸ Spiritualität und Psychotherapie

Ein Buch, in dem sich Psychologen, Theologen, Studierende, Lehrende und Trainer ebenso festlesen werden wie interessierte Laien.
Mit einem Geleitwort von Rolf Oerter.

Verlagsgruppe Beltz • Postfach 100154 • 69441 Weinheim • www.beltz.de

Hilfe zur Selbsthilfe – was tun, wenn Gefühle den Alltag beherrschen?

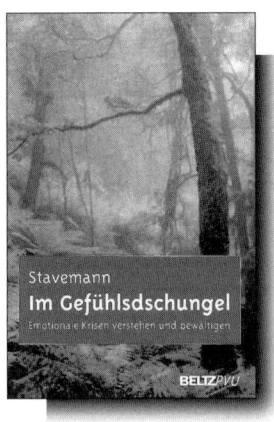

Harlich H. Stavemann
Im Gefühlsdschungel
Emotionale Krisen verstehen
und bewältigen
2001. 323 Seiten. Gebunden.
ISBN 978-3-621-27497-5

Wie beeinflussen typische Denkmuster unsere Gefühle? Was tun, wenn die Gefühle den Alltag beherrschen? Harlich H. Stavemann weist Wege aus dem Gefühlsdschungel! Für Laien verständlich geschrieben, erklärt Stavemann, wie man sich mit krank machenden Denkmustern und damit einhergehenden Gefühlen den gesamten Alltag „versaut", ... und wie man dies ändern kann.

Die Leser erfahren, wie emotionale Krisen entstehen und wodurch sie aufrecht erhalten werden. Sie erleben anhand zahlreicher Fallbeispiele, wie unser Denken unsere Gefühle und unser Verhalten bestimmt. Sie erkennen, zu welchen typischen Denkmustern sie selbst neigen und wie sie besser damit umgehen können.
Konkrete Übungsaufgaben und Tipps erleichtern die Übertragung gewonnener Einsichten auf eigene Probleme und helfen, Veränderungsziele zu planen und zu erreichen.

Verlagsgruppe Beltz • Postfach 100154 • 69441 Weinheim • www.beltz.de

Das erste Anwenderbuch bei Diagnose: Anpassungsstörung

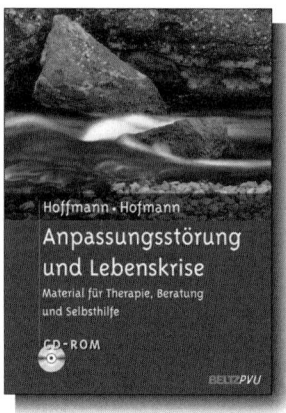

Nicolas Hoffmann •
Birgit Hofmann
**Anpassungsstörung
und Lebenskrise**
Material für Therapie,
Beratung und Selbsthilfe.
Mit CD-ROM
2008. Gebunden.
XIV, 189 Seiten.
ISBN 978-3-621-27640-5

Es gibt in Beratungsstellen und Praxen immer häufiger Patienten, deren Zustand nicht eindeutig mit einer psychiatrischen Diagnose belegt werden kann. Der Patient spricht von Krise und Erschöpfung und zeigt ein großes und berechtigtes Bedürfnis nach Therapie.

Hier setzt das Buch an. Die einzelnen Schritte, um eine Lebenskrise zu überwinden, werden analysiert, und konkrete Maßnahmen werden vorgestellt. Konsequent ressourcenorientiert lernt der Klient in der Therapie, seine Probleme zu analysieren:

▶ Das Buch zeigt zunächst Hintergründe für krisenhaftes Erleben.
▶ In einem zweiten Teil eröffnet es in 12 Modulen den Weg aus der Krise.
▶ Die Materialien stehen zum Ausdrucken auf einer CD-ROM zur Verfügung.

Dieses Buch wendet sich in erster Linie an Therapeuten und Berater, kann aber auch in Eigenregie von Klienten benutzt werden.

Verlagsgruppe Beltz • Postfach 100154 • 69441 Weinheim • www.beltz.de